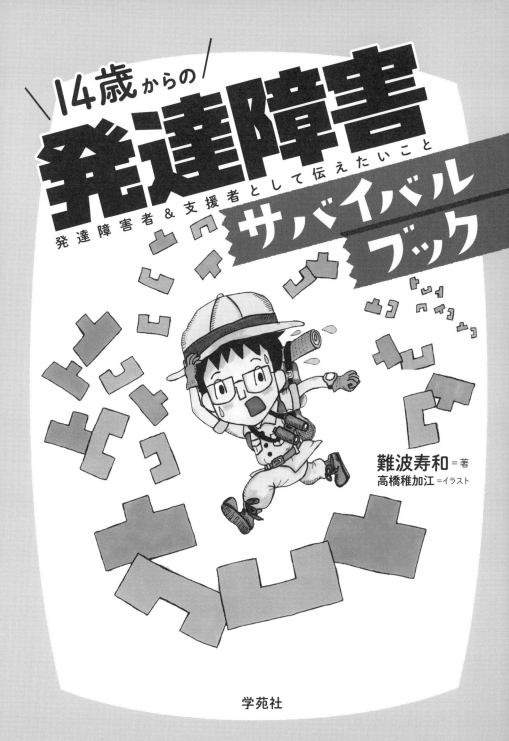

はじめに

「僕は生きやすく生きたい！」

と心の中で叫んだのが、31歳の初夏でした。その頃、発達障害とうつ病の診断から1年経ったとき、また心理士の仕事を休職してから半年ぐらい経ったときでした。そのときは、発達障害の診断があっても、何も変わらない、誰も助けてくれなかった状態で、実家に引きこもり、自殺しようと決意していました。しかし、自殺するのが怖くなり、ただひとりで枕に顔を伏せて泣きながら叫んだ心の声です。

　私は、特定不能の広汎性発達障害（現在、自閉症スペクトラム障害）の当事者です。診断前までは、発達障害の子どもから大人までを支援する福祉施設で働いていました（休職を期に退職）。発達障害の知識はある程度はありましたし、わざわざ診断に行かなくてもよいのではないかと思っていたこと、診断をもらうことで社会的な制限を受けるのではないか、という怖さが先立ち病院に足を向けることは遠のいていました。しかし、周りへの誤解や偏見があり、ひどく叱責されたり、無視されたりと精神的に不安定な状態になってしまいました。そこで診断と投薬が必要と思い発達障害の診断を受けることにしました。

　病院にはもう少し早く行けばよかったと今更ながら後悔しています。自分の努力だけで必死に「普通」になることがどれほど苦しかったか、そしてどれだけ不安だったかということを早く気付くべきでした。

　現在、心理士としてフリーランスで発達障害をオープンにして働いています。また発達障害の世界がどのようなものか支援者兼当事者として各地で講演をさせていただくようになりました。今でも精神疾患を抱えながら、一日を懸命に生きています。生きやすくなるためにはどうするべきか考え続けながら、発達障害の人と接しています。

　そもそも生きやすさとはどういうことでしょうか？　私は講演で「怠けるわけでもないし、かといって苦しみながら生きることでもない。自分をありのまま受け入れた上で生きるために工夫をし続けること」だと言っています。発達障害の人は生きづらさを抱えながら毎日生きていますが、その苦悩から当事者が解放されて自分自身の力で生きていく力こそが大切であると痛切に感じています。

この本では、生きやすく生きるためにはどうすればよいのか、発達障害当事者として私がどう考えているのか、支援者としてどう感じているのかをていねいに書きました。是非ご一読していただければと思います。

　発達障害の人が少しでも生きやすくできる世界を願って。

難波寿和

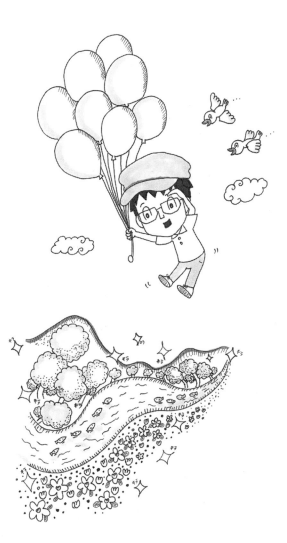

目次

はじめに *1*

自分の取り扱い説明書 7
発達障害と私 *8*
不安タイプな私 *10*
場の空気が少し読めない私 *12*
おっちょこちょいな私 *14*
音に敏感な私 *16*

当事者＆心理士一問一答

1 学校・就労編 19
1. 学校で何を学ぶか *20*
2. 宿題の大切さ *22*
3. やる気スイッチを押す *24*
4. 人に助けてもらう *26*
5. 学校での支援の受け方 *28*
6. こだわりを就職に生かす *30*
7. 就労して気を付けること *32*
8. 過集中と仕事 *34*
9. 誤字・脱字対策 *36*
10. おっちょこちょい対策 *38*
11. 勘違い対策 *40*
12. 報告・連絡・相談の大切さ *42*
13. 事実と自分の考えを分ける *44*
14. 注意と指示を受け入れる *46*
15. こだわりと仕事との配分 *48*
16. 障害者としての働き方 *50*

コラム1 支援者として　一緒に働く上司より *52*

当事者＆心理士一問一答

② 日常生活編　53

1. ひとりで悩まない　54
2. 人と一緒にやってみる　56
3. スケジュール管理　58
4. 時間の管理　60
5. こだわりを楽しみにする　62
6. お金の管理　64
7. 部屋の片付け方　66
8. 忘れ物対策　68
9. 携帯電話との付き合い方　70
10. ネットから離れてみよう　72
11. 不注意対策　74
12. 数字嫌い克服法　76
13. 外出すると疲れる　78
14. 休みの日の過ごし方　80
15. 脳をクールダウンする　82

コラム②　支援者として　相談に乗ってくれる人より　84

当事者＆心理士一問一答

③ パニックの対処法編　85

1. フリーズしてしまう……　86
2. いきなり怒ってしまう……　88
3. 過去の失敗を思い出す　90
4. 落ち着かないとき　92
5. 精神的な調子を整える　94
6. お手軽簡単リラックス法　96

コラム③　当事者として　私のパニックの対処法　98

当事者＆心理士一問一答

4 感覚過敏編　99

1. 感覚過敏はどうする？　*100*
2. 音の過敏対策　*102*
3. 皮膚過敏対策　*104*
4. 偏食対策　*106*
5. 過敏性と発達障害　*108*

コラム4　当事者として　私の感覚過敏　*110*

当事者＆心理士一問一答

5 友だち関係・恋愛・結婚・子育て編　111

1. 同じ趣味の人を探す　*112*
2. 同じ障害のある人に出会う　*114*
3. ひとりで悩まない　*116*
4. 少人数での付き合い　*118*
5. 複数の会話が聞き取れない　*120*
6. 人を好きになること　*122*
7. コミュニケーションの大切さ　*124*
8. 交際するときのコツ　*126*
9. 相談相手を作る　*128*
10. 恋愛と生活の両立の難しさ　*130*
11. 共同生活　*132*
12. 価値観の共有　*134*
13. ギブ＆テイクの関係　*136*
14. 子どもを産んで育てる　*138*

我が子に対する思い　*140*

コラム5　当事者・支援者として　吃音と発達障害　*142*

当事者＆心理士一問一答

6 病院編　145

- ① 病院に行く意味　*146*
- ② 病院受診で相談するコツ　*148*
- ③ 二次障害になる兆候　*150*
- ④ 二次障害の改善法　*152*
- ⑤ 薬を飲むか飲まないか？　*154*

コラム⑥　支援者として　思春期の発達障害　*156*

当事者＆心理士一問一答

7 障害理解・受容編　159

- ① 生い立ちを整理する　*160*
- ② 得意・不得意を知る　*162*
- ③ 合理的配慮とは　*164*
- ④ 障害を受け入れる　*166*
- ⑤ なまけと思わない　*168*
- ⑥ 障害を理解してもらう　*170*
- ⑦ 支援を求める　*172*
- ⑧ 恩返しをする　*174*
- ⑨ 自分で努力をする　*176*
- ⑩ 当事者の世界は周りと違う　*178*
- ⑪ 才能や良さに気付くこと　*180*
- ⑫ ありのままに見つめること　*182*
- ⑬ 生きやすく生きる　*184*

成人期になって親に感謝していること　*186*

コラム⑦　当事者として　障害受容と障害理解　*188*

あとがき　*189*

自分の
取り扱い
説明書

発達障害と私

　自分の発達障害の取り扱い説明書を作りました。「サポートブック」とも言います。生まれつきの障害があって、一般の人にも、私のことをわかってもらうためのツールになります。いままで誤解されたり、勘違いされたりすることが多かったので、自分自身の発達障害について整理したものを作りました。ぜひ読んでみてください。

　私は、自閉症スペクトラム障害（ASD）と注意欠如／多動性障害（AD/HD）の当事者です。発達障害の人は、症状が混じっている人が多いため、「自分はどのあたりなんだろう？」と迷いますよね。病院の主治医の先生と話をしながら、図のようにこのあたりなんだろうなぁと相談して決めました。発達障害とひと言で言っても、一般の人にはさっぱり伝わりませんが、この「自分の取り扱い説明書」を読んでくださるとある程度理解できると思います。

　「サポートブックってどうやって使えばいいの？」と発達障害の当事者の人や支援者の方から聞かれることがあります。「この人なら信頼できるかもしれない」「この人ならうまく支援してもらえるかもしれない」というときに私はサポートブックを渡します。「この人はサポートブックを渡してもわかってもらえないな」と思う人には、基本的には渡さないようにしています。当事者が自分の情報を開示するわけですから、支援に関係がないときは渡さないようにしています。例えば、自分の友人には支援をお願いしないので渡しません。

　またサポートブックは、個人情報のため、個人の責任をもって管理をします。支援を申し出るタイミングでサポートブックを渡したり、相手がサポートや配慮を忘れたりしたときに私から渡しています。以前は、支援してもらいたいことを1枚のプリントにして渡していまし

たが、会社の個人情報のファイルに入ってしまい、二度と見てもらえないことが何度もありました。そこで5分ぐらいで簡単に目を通せるサポートブックを作り、その時その時に相手に手渡すように工夫をすると、さらに私のことをよくわかってもらうことができました。

　ぜひ使い方も参考にしてください。

発達障害

自閉症スペクトラム障害
ASD：Autism Spectrum Disorder
（自閉性障害、広汎性発達障害、アスペルガー症候群、特定不能の広汎性発達障害を含む）

限局性学習障害
SLD：Specific Learning Disorder
・学習障害（読字障害、書字表出障害、算数障害、特定不能の学習障害）
・運動障害（協調運動性障害）

注意欠如・多動性障害
ADHD：Attention-Dificit Hyperactivity Disorder
・注意欠陥多動性障害
・特定不能の注意欠陥多動性障害
・反抗挑戦性障害
・行為障害

ぼくはここだよ〜

不安タイプな私

　私を一言で例えると「不安タイプ」です。自閉症スペクトラム障害（ASD）の中では多いタイプです。小さい頃から不安になりやすいタイプでした。

　場の空気はなんとなくわかっていることもありました。ただどこで何をどうしたらよいのかわからなかったことが多かったです。私が自分の思うように行動すると、「自分勝手な人だ」「変な人」「天然記念物」と言われ、学校や友だちとトラブルになることがたびたびありました。働いてからも、「それやっといて」というような曖昧な表現に対して、いつまで、どこまでやればいいのかわからず、よく怒られました。また「難波さん、○○しない」と注意されても、どうしてよいのかわかりませんでした。

　学校の授業でも一体どこまで何をすればよいのかわからないことが多くて、周りを見てキョロキョロしていたものですから、先生の話を聞いていられませんでした。働いてからも、やはり期日や期限が正確に決められていないと不安でした。

　私が職場など周りの人にお願いし伝えていることは、「ひとつずつ具体的に伝えてほしいこと」「良いところをOKだと知らせてほしいこと」「全体の流れと終わりを教えてほしいこと」などです。また、「叱責や嫌味は話さないでください」とお願いしています。ことばのニュアンスや冗談などのことばづかいでは、良いか悪いかの区別が非常に難しく、不安な状態になってしまうためです。

不安タイプ

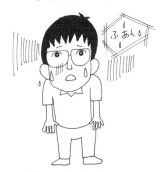

とっても傷つきやすい
努力はしていますが…落ち着かなくなります

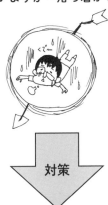

対策

あいまいではなく
具体的に伝えます。

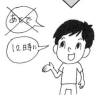

自分の行動をこの
ままでOKかを知
らせます。

全体の流れと終わ
りを伝えます。

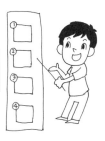

場の空気が少し読めない私

　私は、「場の空気が少し読めない人」です。自閉症スペクトラム障害（ASD）的な要素も多くあります。その理由としては、「相手の表情が読めない」ため「目を合わせられない」のです。目を合わせる意味は今でもわからないときもあります。だいたい話す相手の方向を向くことは、座っているときにはできますが、立ってしまうと注意がどうしても相手の表情に向けられないのです。いくら頑張っても目を合わせることは無理でした。

　また「複数の会話が聞き取りにくい」こともあります。大勢の人との会話は、基本的には黙っていますし、3人以上での会話は苦手で、話を振ってもらってもチンプンカンプンな答えをするときがあります。

　「どう？　なんで？」という質問にも答えにくいです。何から話していいのか、相手が何の情報を求めているのか、さまざまな面から考えないと浮かんでこないからです。

　私の行動が気になったときに「難波さん、それはしないよ」という注意をされると行動が止まってしまい、何をしたらよいのかわからなくなることもあります。

　これらの対策として、教えてくれそうな人に「状況を読めているか」「これで失礼なかったか」と私自身も聞くようにしています。読めていない場面については、あからさまにみんなの前で、「ここが違う」と言われると、とても恥ずかしいので、こっそり教えていただけると嬉しいです。

ちょっとKY
(場の空気が少し読めない)

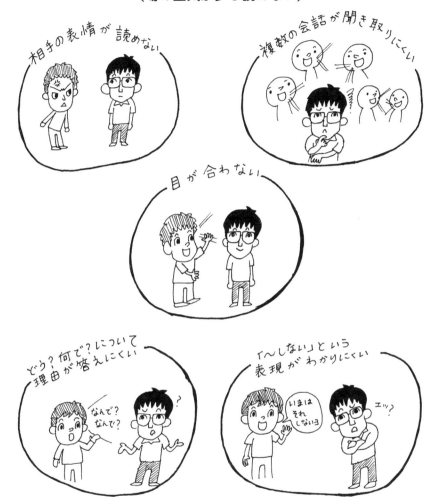

| 対策 | 自分でも状況が読めているか確認します。ことばだけで判断してしまいますので後で個別に内容を伝えてくれると助かります。 |

おっちょこちょいな私

　私は、「おっちょこちょい」なタイプでもあります。注意欠如・多動性障害（AD/HD）の要素も小さい頃からもっています。忘れ物や見落とし、勘違いは非常に多く、小学生の頃は特に落ち着きがありませんでした。昔は、衝動的に怒りだすことも多く、母親から「あんたはすぐに怒りだすけど、ちょっとほっといたら、けろっとしてる」と言われたことがあります。それだけ怒りが頻発しているタイプでした。
　今は発達障害をオープンにして就労しているので、「数字の見落とし」「誤字脱字」「物忘れ」などについて、職員の方にその都度確認のチェックをしてもらっています。配慮があれば、一般の人ができないような仕事もしています。
　具体的には、心理士として重要書類をパソコンで作成したり、私個人だけの事務作業や電話連絡をしたりしていますが、細かい手順を上司に確認してもらってリスト化（紙に箇条書きでまとめてもらう）し、取り組みやすくしてもらっています。またメモをして要件を視覚的にしてもらったり、二重チェックをしてもらったりして、単純なミスも減りました。そうすることで、障害の人を支えるより専門的なカウンセリングや療育に集中して取り組めるようになり、他の職員にもメリットとなる仕事をしています。
　家では、書類の整理や片付けが今でも苦手です。あまり物を増やさないように心掛け、書類の整理をするときには自分にごほうびを用意して時間を決め、少しずつ取り組んでいます。

おっちょこちょい
（不注意が頻繁なので、いつもバタバタしている）

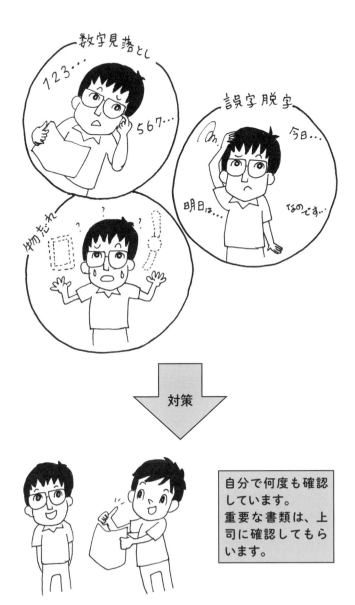

音に敏感な私

　私は音に敏感です。特にうつ病になってからひどくなり、ザワザワした人の声やピアノの音などは、非常に疲れてしまいます。頭がフリーズ（頭がカチカチになって、全然動かなくなる）してしまい、数時間動けなくなってしまうこともあります。

　保育所や小学生の頃から、音に合わせて体を動かしたり、楽器を使うことはできず、使うフリをいつもしていました。また歌もひとりでは歌えますが、合奏に合わせて歌うことはできません。協調運動は不器用すぎていて、何度も困った経験があります。大人になってからは、飲み会などでは騒々しい場所を避けて廊下で飲んでいたり、大勢の人と一緒にいるときも話し声や雑音が苦痛でした。仕事で保育の現場に入ってピアノや音楽を聴いて手遊びをするときも、終わってから苦痛で倒れこむこともありました。

　この状態が聴覚過敏であることは30歳になるまで、まったく気づきませんでした。私自身、過敏性は当たり前すぎて、みんなが私と同じ感覚をもっていると勘違いをしていました。最近はうまく避ける対応を身に付け、非常に疲れにくく、落ちついて生活することができるようになりました。

　発達障害の人は、一見普通の人に見られがちです。だからこそ、サポートブックという形でわかりやすく誤解がないように伝えていくことが、より良い対人関係をつくっていくためのコツとなります。理解しあえる関係こそが、対人関係には必要です。

聴覚過敏
（ピアノの音、雑音が苦手）

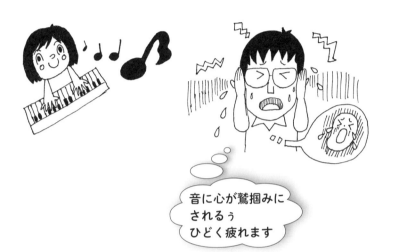

音に心が鷲掴みに
されるぅ
ひどく疲れます

⬇ 対策

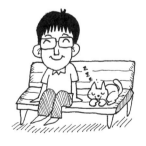

苦手な音などを聴いたときは、ソワソワして、何も手がつかなくなってパニックになります。その場を避けたり、休憩をとります。

当事者＆心理士一問一答

1

学校・就労編

1 学校で何を学ぶか

「学校って何をしにいくところ？」と疑問に思う発達障害の人は多くいます。疑問に思うと、何をどうすればよいのか、わからなくなってしまいます。中学校は必ず行くところですが、高校以降は絶対に行くところではありません。「みんな行くから自分も行く」ということが納得できない人も多いです。

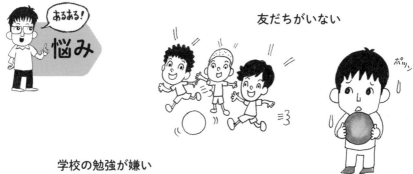

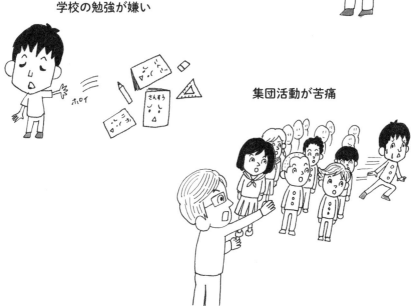

アドバイス

学校では大人になってから役立つことをたくさん学びます。勉強は雑学・余暇や知識を蓄える力、友だちは職場の同僚・先生は会社の上司との付き合い方、グループ活動は、会社の部署での複数の人と一緒に取り組むことなどが重要なこととなります。先生や友だちと話し合い、自分にできそうなところを見つけましょう。

悩みは多くあると思います。それをひとつずつ整理して話し合ってみることは大切です。人の話を聞いてみると、意外に参考になることが多いです。

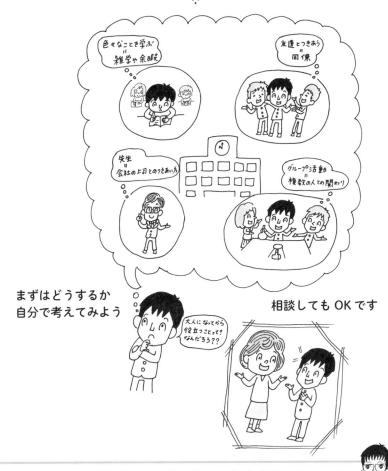

まずはどうするか自分で考えてみよう

相談しても OK です

学校に行くことが、すべてではありませんが、何を学ぶか、何になりたいかを具体化することで、学校へ行く意味がはっきりしてくると思います。自分の夢を叶える場所のひとつが学校だと考えます。

② 宿題の大切さ

「宿題がツマラナイ、やりたくない」と宿題が嫌になったり、「なぜやらないといけないのか」と疑問に思ったりする人がいます。「家に帰ってまでしたくない」「先生に怒られるから仕方なくしている」と悩んでいる人も多いです。

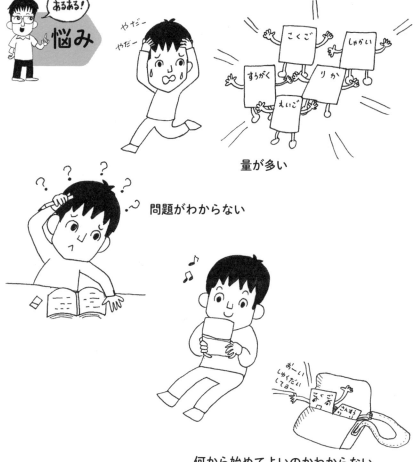

量が多い

問題がわからない

何から始めてよいのかわからない

アドバイス

　苦しいまま宿題をすることはお勧めしません。発達障害の人は、具体的にどうすればよいのか教えてほしい場合が多いです。事前に学校で教えてもらったり、先生と相談して量を減らしたり、自分の「これならできる」範囲の分量を調整することからはじめましょう。

　大人になったら資格試験や受験勉強もするでしょう。そのためのステップと考えることもできます。無理せず自分のペースで取り組むことが一番大切です。

先生と相談
・問題を簡単にしてもらう
・量を減らす
・何をするか具体的に決めてもらう

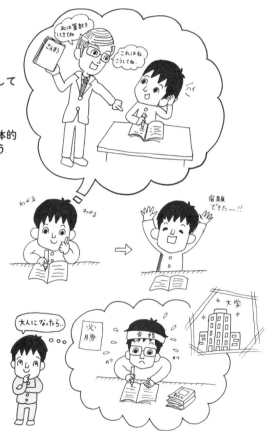

　勉強がわからないまま苦しむよりは、わかる問題を少しずつゆっくりすればよいのです。わからなければ、親や先生や友だちに教えてもらうこともひとつの方法です。

3 やる気スイッチを押す

　好きなことはすぐできるのに、部屋の片付けや勉強、やらなきゃいけないことを後回しにしてしまう……。こんなことって、よくあります。苦手なことはなかなか手に付きません。結局、親に怒られてしまいますが……

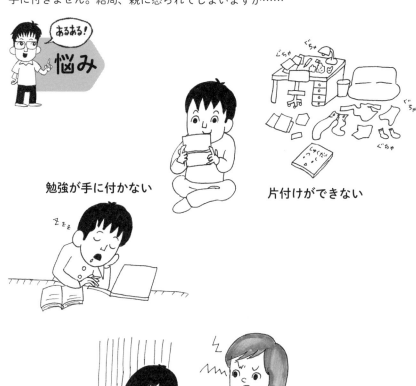

勉強が手に付かない

片付けができない

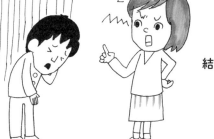

結局怒られる……

アドバイス

　苦しいまま、ほったらかしにしても問題は解決しません。「これだけにしよう」と時間と量を決めて、「終わったら好きな遊びや活動をしよう」と計画するのが良い方法です。「宿題30分→テレビ10分→宿題30分→ゲーム」というように好きな活動と組み合わせることで取り組みやすくなるでしょう。

> この方法は「プレマックの原理」と言います。注意が散りやすいのであれば、テレビやゲームのない部屋や図書館など取り組む場所を決めると効果的です。

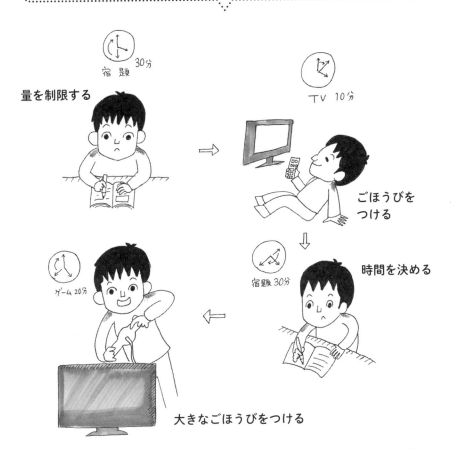

> やる気スイッチは自然と付くわけではありません。自分で無理やり押すこともできません。環境が大きく影響しています。自分にとって集中しやすい環境を作っていきましょう。

4 人に助けてもらう

「自立」とは一般的には「自分のことはすべて自分ひとりでする」とイメージしがちですが、そうではありません。勉強も学校も家事でも、逆にひとりで何でもしようとする方が効率が悪くなります。誰かに助けを求めることは、大人になってからも必要となります。

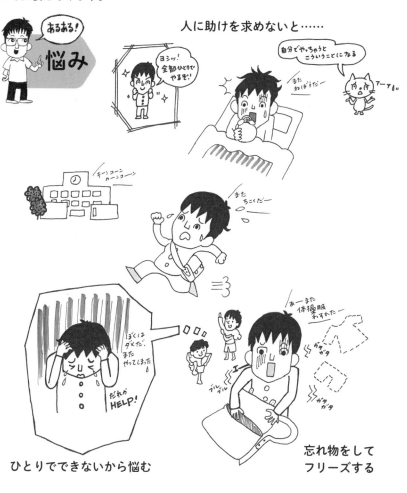

人に助けを求めないと……

ひとりでできないから悩む

忘れ物をしてフリーズする

アドバイス

たいていひとりで困ったり悩んだりすると、誰かに相談するものです。それは悪いことではありません。しかし何を相談したらよいのかわからないまま、助けてもらおうとしても、助けようがありません。今の悩みを整理してから相談しましょう。

書き出すことで、助けてもらいたいことがわかることもあります。親や支援者と話し合いながら、具体的に助けてもらいたいことを決めてもよいでしょう。

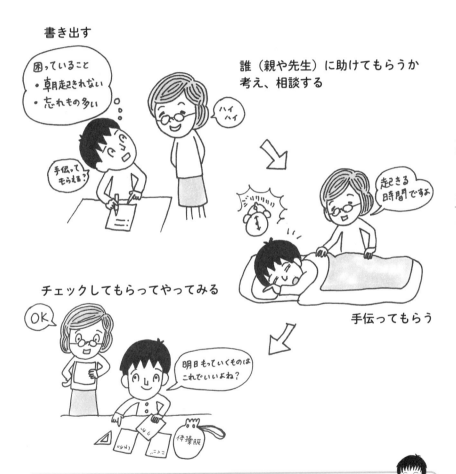

できることは自分で取り組み、自信がない活動は手伝ってもらいましょう。ただし、すべてを他人にまかせることはやめ、時間をかけてもよいので、自分のペースでやっていきましょう。

5 学校での支援の受け方

「集団が苦手」「ザワザワした教室が嫌だ」「複数の話が苦手」「板書が写せない」「書くのが遅い」「読むのが苦手」などなど、発達障害の人は学校生活でも悩むことが多いです。

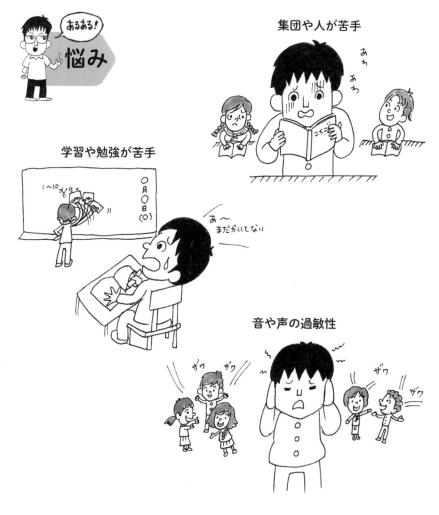

アドバイス

　発達障害の特性に合わせて、出来る限り対応していきましょうという制度（合理的配慮）が学校にはあります（「障害者差別解消法」平成28年4月施行）。保護者や先生と相談しながら、自分の苦手さを配慮してもらうことができます。

　学校がどの程度配慮してもらえるかは、相談しなければ決められません。また自分自身が「発達障害」と公表する場合があるかもしれません。

試験時間の延長

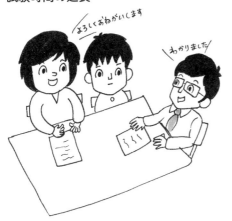

文章を読み上げるサポーターの利用

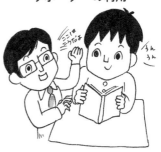

図書館や保健室を休憩時間に利用する

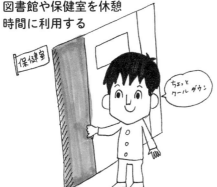

黒板の板書の替わりにプリントの用意・写真撮影

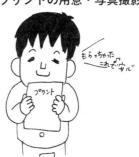

　皆と一緒に同じようにやらなければならないと悩まないでください。自分らしく学校生活を過ごすためにどのような支援を受ければよいかを親や先生と考えていきましょう。

6 こだわりを就職に生かす

　ゲームやマンガ、テレビアニメが好きな人、ダンボールで何かを作ったり図鑑が好きだったりする人もいます。私は、水滴と心理学が大好きで、何時間でも見ていたり、本を読んだりすることができます。

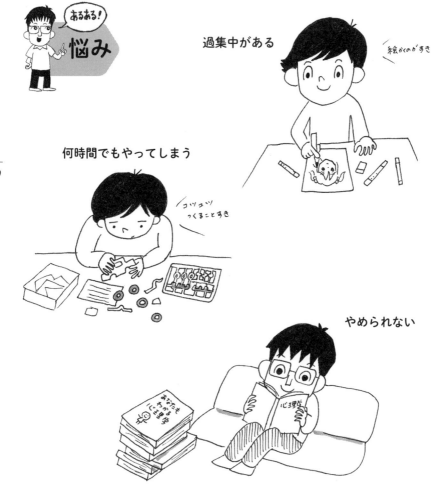

アドバイス

　好きなことをそのまま仕事に生かせる発達障害の人にはいます。誰もがこだわりを生かせる仕事に就けるわけではありませんが、「こだわり続けられる能力」を活用して仕事をする人は大勢います。

> こだわりの中にある能力に目を向けましょう。自分にとって将来生かせる技能がきっとあるはずです。見つけていきましょう。

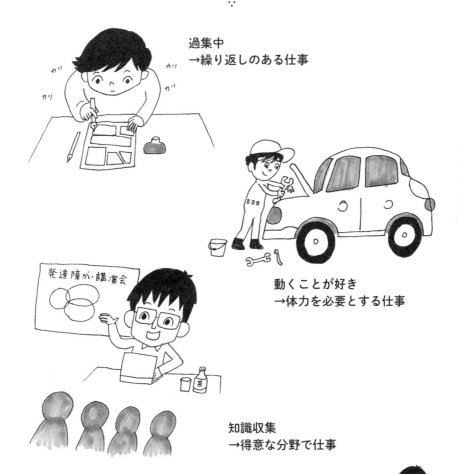

過集中
→繰り返しのある仕事

動くことが好き
→体力を必要とする仕事

知識収集
→得意な分野で仕事

> こだわりは、切り替えができない、過集中後の極度の疲労感など調整が難しい面もあります。しかし、その能力を生かした仕事に就けば、一般の人以上に能力を発揮できる人も多いのは確かです。

7 就労して気を付けること

「なかなか仕事がうまくいかない」「働くことってイメージがつかない」などの相談を受けます。仕事をする上で、どういうことに発達障害の人は困っているのでしょうか。

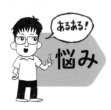

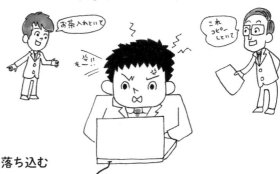

仕事さえしていればよい

思い通りにならないと落ち込む

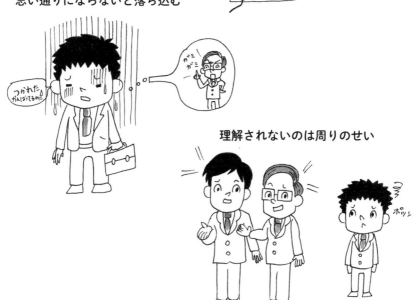

理解されないのは周りのせい

アドバイス

ただ「働くことは大変」となんとなく考えている人もいるでしょう。仕事ができることも必要なことですが、一番大切なことは同僚や上司との関係をうまく作っていくことが、働くための重要なポイントとなります。

> 仕事を上手にこなせる人は、上司や先輩や同僚を大切にしています。相手の話をよく聞き、コミュニケーションをとることを最優先にしていきましょう。

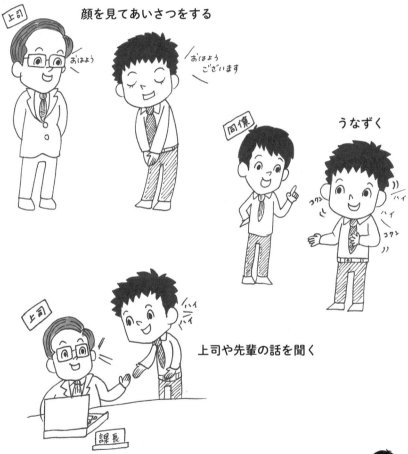

> 人との関係を大切にするためには、自分を理解してもらうよりも、相手と一緒にできることを探していくことが、働くうえで重要になります。

8 過集中と仕事

　ネットやゲーム、本などに熱中してしまうと、集中しすぎて止められないこと（過集中）があります。発達障害の人は集中しすぎると、疲れや痛み、時間間隔がなくなってしまうぐらい好きなことに取り組むことがあります。

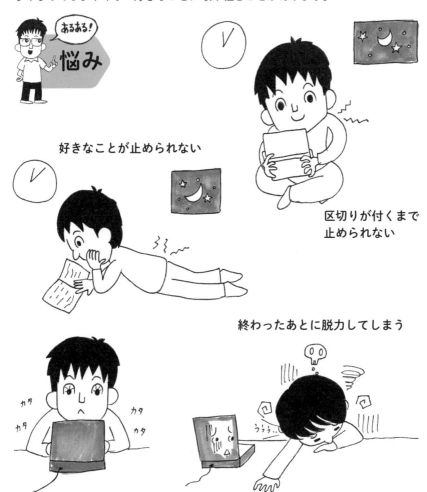

アドバイス

　過集中は、ある意味才能ですが、興味がわかない活動では集中できないことや、時間の管理が課題になります。少しずつコントロールするクセをつけることで、いろいろな場面で応用できるようになります。

> コツコツできるパソコン作業は集中できるというように、活動を分けていくとさらに自分の過集中できる部分を探れます。

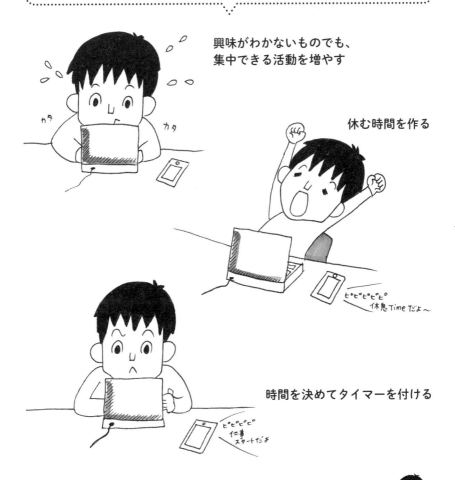

興味がわかないものでも、集中できる活動を増やす

休む時間を作る

時間を決めてタイマーを付ける

> 過集中を鍛えるためにゲームばかりしていても効果はありません。ただし過集中が入りやすい活動を多く見つけていくことは、働くことにつながります。

9 誤字・脱字対策

「誤字がある」「字が汚い」など、注意されると落ちこみます。小さい頃から先生や親から間違っていることを指摘されると、文字や文章を直すこと自体が嫌になることがあります。就労すると、誤字や脱字は怒られたり叱られたりする一番多い原因となってきます。

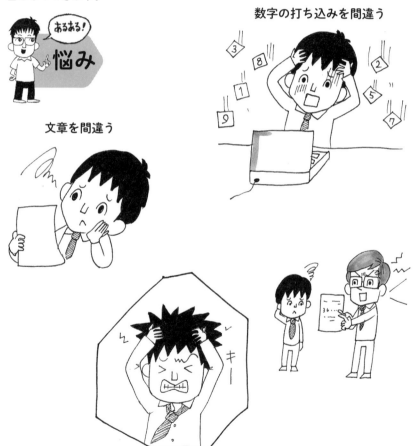

アドバイス

　誤字や脱字で「僕はダメなんだ」と私もひどく悩んでいました。しかし、気を付ける習慣を身に付けることで、ある程度は改善されます。工夫をした上で、それでも難しい場合には、周囲に頼むことをお勧めします。

　指差し確認や声に出して確認することは、ミスを防ぐひと工夫です。工夫をしていくことと、人に頼ることで、自信を取り戻すことができます。

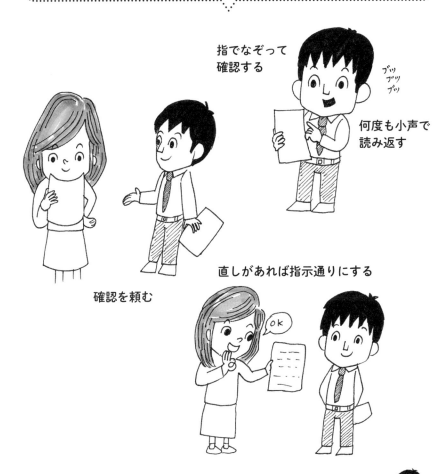

　まずは自分で解決できる工夫をしてみましょう。ただ、自己努力には限界がありますので、周りに助けを求めることも必要です。助けを求めず、大きな失敗になることは、会社の損害にもつながるのです。

10 おっちょこちょい対策

　携帯や鍵を失くしたり、書類をどこに置いたかわからなくなったりすることがよくあります。私も物忘れがひどく、できないことばかりを悩んでいました。どういうときに忘れものや失くしものをするか探ってみましょう。

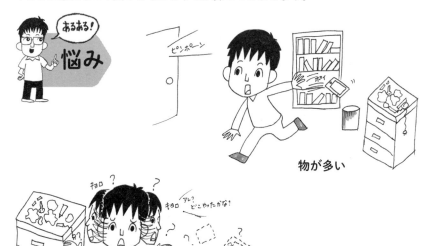

物が多い

外出時に探し物をする

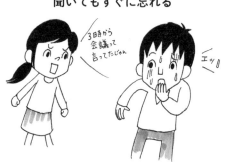

聞いてもすぐに忘れる

アドバイス

　忘れもの対策は、「みえる化」することが鉄則です。雑多な刺激は発達障害の人は苦手にしていることが多いです。人に手伝ってもらったり、ヘルパーや支援員と一緒に取り組むことで、ゆっくりですが、スキルを身に付けることができるようになります。

　場所を固定したり、財布や鍵のカバン、外出カバン、仕事のカバンを分けることで、目で見て確認しやすくなります。

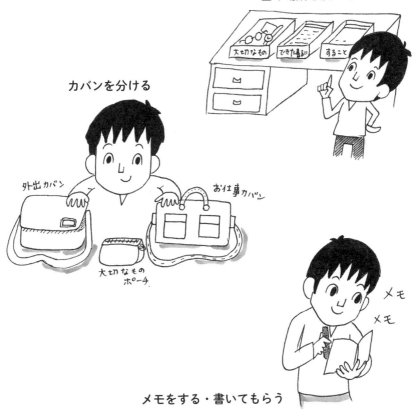

置く場所を決める

カバンを分ける

メモをする・書いてもらう

　目ではっきりくっきり見えるようにしていくことで、忘れ物は格段に減ります。焦っているとさらに忘れ物は多くなるので、取り組む前には時間に余裕をもって、リラックスしながら対策を練りましょう。

11 勘違い対策

聞いたことをよく覚えていなくて困った経験はありませんか？ ワーキングメモリーといって、聞いたり見たりした情報を頭の中で整理することが苦手な発達障害の人がいます。私も頭の中で整理して覚えておけないことがよくあります。

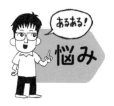

聞き間違いをしてしまう

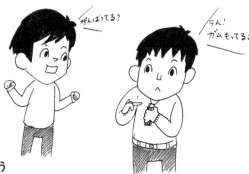

空目をしてしまう

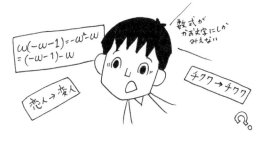

あとから、「あれ？なんだっけ」となる

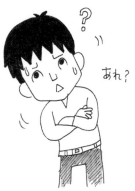

アドバイス

　勘違い対策は、基本的には記憶を頭の外に出しておくことが重要になります。確認を何度もすることで、勘違いを減らすことができます。頭の中だけの処理は基本的にはやらない方がいいでしょう。

　繰り返し確認することで勘違いの失敗は防げるでしょう。勘違いが多い場合には、記憶力の良い人に声を掛けてもらいましょう。

日付や時間、数字は声に出す

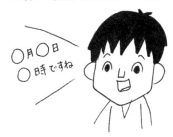

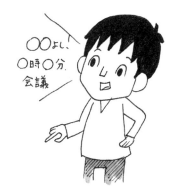

指差しして、何度も確認する

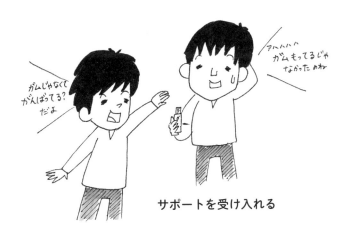

サポートを受け入れる

　発達障害の人は聞き間違いや覚え間違いが多くあります。ひとりで悩んでつらくなるよりも、適切な対策を練ることが先決です。自分のせいではなくて、環境側に問題があることが多いのです。

12 報告・連絡・相談の大切さ

　仕事をするうえでコミュニケーションは一番大切だと思っています。①報告：自分の取り組みを伝えること、②連絡：電話や取次ぎなど相手に用件を伝えること、③相談：仕事で解決しなければいけないことを話し合うことという3点は重要です。私自身もこれができずに怒られたことがあります。

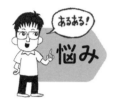

焦ってしまい、ことばが出てこない

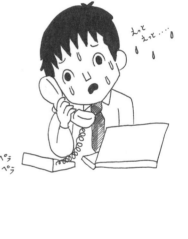

順を追って話せない

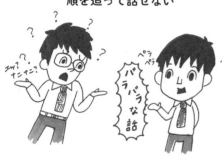

言いたいことを話していると忘れてしまう

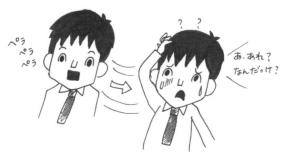

アドバイス

　報告・連絡・相談は、初めから上手にできる人はいませんが、発達障害の人はちょっとしたコツが必要になってきます。すぐに報告をするのではなく、ゆっくり自分の考えを整理してから、相手に伝えることが大切になってきます。

> 伝える内容を整理してから、相手に伝えましょう。ことばにすることが苦手な場合には、一度小声で練習してから、相手に伝えるとスムーズになるでしょう。

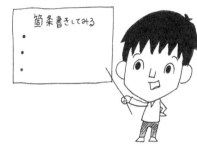

伝える内容を箇条書きにする

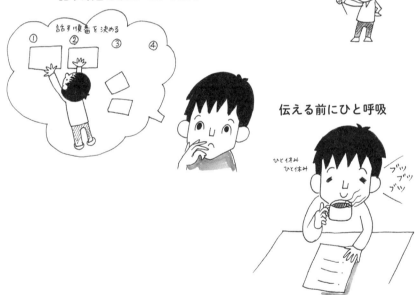

話す順番を決めてから話す

伝える前にひと呼吸

> 私も意識しながら相手に伝えています。重要な点は、相手に伝えることだけが目的ではないことです。相手に自分の話の内容をわかってもらうことが一番大切です。

13 事実と自分の考えを分ける

職場の人と話していると「難波さんの言っていることがよくわからない」と言われることがよくありました。自分の考えと業務の内容と同僚が言ったことがごちゃ混ぜになっていたことがあります。また「よくわからない」という指摘だけだと何をどのように直せばよいのかわからなくなり、困ったことがあります。

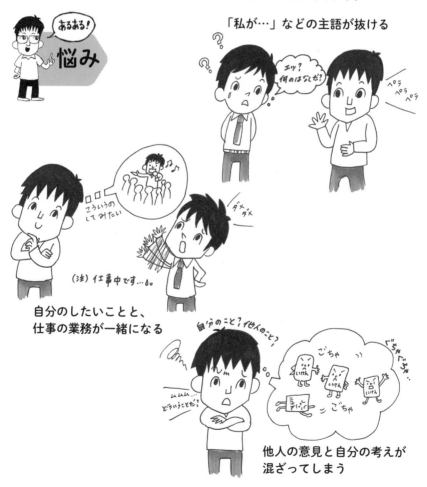

アドバイス

トラブルになったり困ったりしたときは、相手に伝えるために、まずはどうしてこのような状態になったのかを整理して話す必要があります。その後に、自分はどうしたいのか、何に困っているのかを順を追って話していくと、相手が理解しやすくなります。

> 話すときには、ゆっくり話しましょう。焦っていると早口になったり声が小さくなったりしてしまい、相手に伝えることができません。

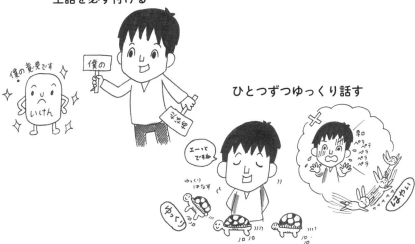

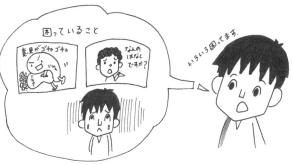

> 自分が思うことだけを話しても伝わらないため、本当にあった出来事や相手の言ったことをまずは伝えましょう。そのあとに自分の考えを伝えると相手はわかりやすくなります。

14 注意と指示を受け入れる

　指摘されるとパニックになったり、自分はできない人間だと思ってしまったりすることはあるでしょう。変更が受け入れられずに怒り出してしまって、後で後悔したことはありませんか。困ってフリーズをしてしまう人もいますが、発達障害の人にとってはよくあることと知っておいてください。

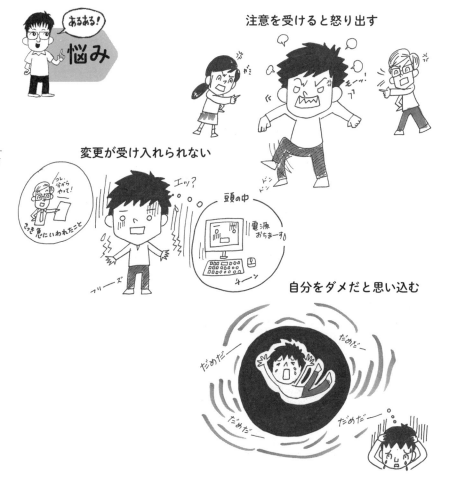

アドバイス

　注意を受けて自分の行動を変えることで、より対人関係がスムーズになることもあります。決して、あなた自身がダメな人間ではありませんし、間違ったことが自分にとって悪いことばかりではありません。

　指摘を受けたら、「まずはやってみよう」「教えてもらってラッキー」と無理やりにでも思うようにすると、考え方が変わり、行動も変わります。

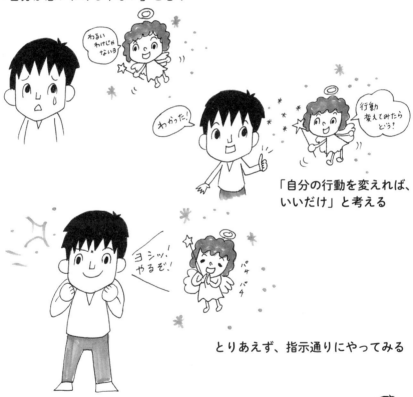

「自分が悪いわけじゃない」と思う

「自分の行動を変えれば、いいだけ」と考える

とりあえず、指示通りにやってみる

　注意や指示、指摘が納得できないこともあるでしょう。会社のルールに従わなければならないときもあります。人の話を聞き入れることも、給料の一部と割り切っていいかもしれません。

15 こだわりと仕事との配分

「こうやればいいのに」と自分の手順にこだわりがあって、独自の方法で仕事を進めてしまうことはありませんか？ 仕事にこだわりすぎると、対人関係がおろそかになってしまい、結局自分が困ってしまいます。

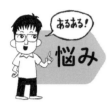

仕事や手順にこだわりすぎる

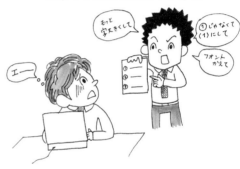

相談せずに自分のやり方を通す

対人関係は順位が低い

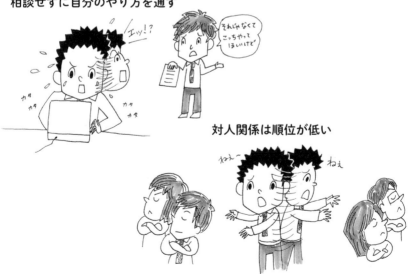

アドバイス

すべて自分の思うような仕事をすることはできません。こだわること自体は悪いことではありませんが、相手から不満が出たり、仕事にストップがかかってしまったりしたときは、話し合い、相談して、解決していくことをお勧めします。

> ある程度は「仕方ない」と妥協することも必要です。結果的に周りの人に受け入れてもらうことができます。

まずは「取り組み方」を相談する

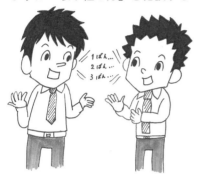

会社の中で自分の可能な範囲を見つける

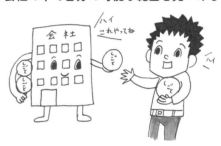

ある程度は「仕方ない」と妥協する

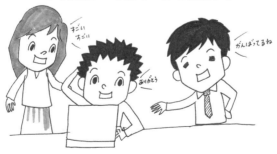

> 自分のやりたい手順や仕事を通したいのであれば、会社から信頼されることが第一条件です。信頼は、対人関係から生まれます。同僚や上司を大切にすることで、自分も大切にされるのです。

16 障害者としての働き方

　障害を開示して働くことはとても不安です。「仕事ができないから、外されるのではないか」「発達障害だから嫌な目で見られるのではないか」と私自身困っていました。障害者として働くことは多くの悩みがあります。

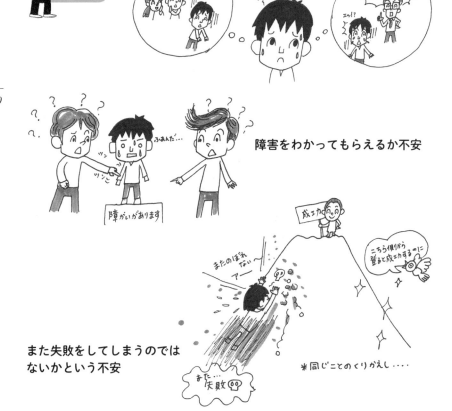

アドバイス

　障害者として、周りに苦手さをわかってもらうことで、配慮があったり、必要以上に頑張らなくてもよくなることが多くなります。ある程度最初は手伝ってもらうとゆっくりでもできること、焦らずに自分のペースで働けるということがポイントになります。

> 働くときは、自分が何が得意で何が苦手か知っておくことが大切です。どのような配慮があれば、頑張って働けるかを伝えていきましょう。

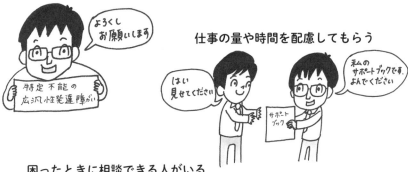

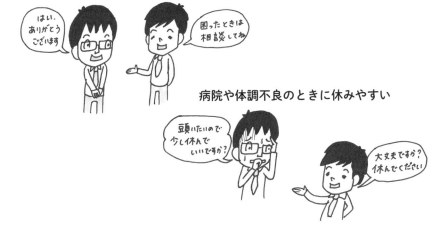

> 配慮をしてもらえることで、会社や同僚・上司にどのように貢献できるかを常に考えましょう。会社にとっても、自分にとっても双方に良いことがあることがポイントです。

> **コラム 1**

支援者として　一緒に働く上司より

　難波さんとの出会いは、当施設へボランティアで来られていたことからでした。その時は障がいのことなどは知らず、発達障がいのある方の支援に携わっていたことだけを知っていました。

　正式に業務委託という形で、当施設で働かれるときには、難波さん自身から障がいのことや、自身の特性や得手不得手、希望する配慮などを書面にしたうえで説明を受け、一緒に働き始めました。現在は利用者の方の療育や保護者の方だけではなく、支援者であり当事者としての想いや視点で療育スタッフにもアドバイスをくださり、施設の改善や療育の質の向上にとても貢献していただいています。

　主な業務に関しては、心理検査や発達検査、利用者の方の小集団SST、保護者や療育スタッフへの勉強会やアドバイスをお願いしています。発達検査や療育へのアドバイスは難波さんの得意とされている部分でもあり、的確に教えてくださいます。反対に苦手とされている、場の空気の読み取りや、文章の誤字脱字や整理などに関しては、場面ごとに肯定的にお伝えすることや文章の最終チェックを職員が行なっています。

　仕事に関しては、視覚的に残るようになるべく書いてメモなどにして伝えるようにしています。また締め切りがいつなのかなど期日を書いて渡すこともあります。普段とは異なった業務をお願いする際には、いつ、どのような業務を、どのくらい行なうのかを事前に伝えるようにしています。

　業務を過度に詰め込みすぎてしまう傾向がありますので、こちらから休憩を勧めることもあります。体調不良や疲れなどがあるときには、口調が厳しくなりがちなので、なるべく話を受け止めて聞くようにしています。

　障がいをもった方というよりは、得意不得意がはっきりとしている方と受け止めています。業務委託という形ではありますが、いちスタッフ、いち子どもたちを支援する仲間として一緒に仕事をしています。

　子どもを対象とした仕事であるため、まじめな話はもちろんですが、まじめな話をしながらもユニークな内容の支援方法を日々職場内で討論しています。難波さんがリラックスして働けるように職員も関わっています。

（児童発達支援センターハートピア出雲スマイル　髙尾真也）

当事者＆心理士一問一答
2
日常生活編

1 ひとりで悩まない

　とにかく不安でどうしたらよいのかわからない、なんだかわからないけど落ち着かない、朝学校や会社に行くときに気が重いなど、自分自身でことばにしにくいことがあると思います。わけのわからないまま、ずっとそのままにしておくことは、精神的にも身体的にもよくないです。

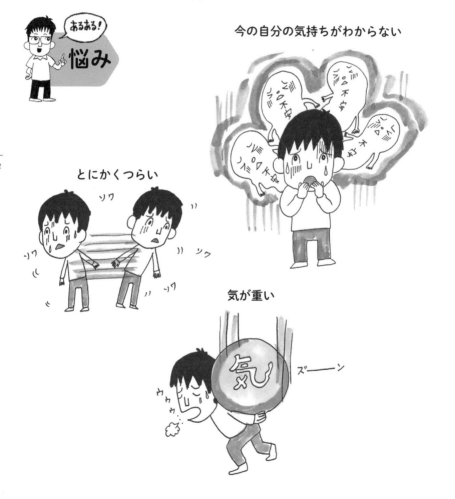

アドバイス

フリーズしたり、パニックになったりすることは、体や脳に非常に負担をかけます。自分ひとりでは解決できないこともあるかもしれません。ゆっくりじっくり具体的に、何がどうつらいのか、しんどいのか、振り返っていくことが大切になります。

具体的に何が問題かある程度整理しておくと、相手も相談に乗りやすいですし、「それはなまけてるから」という話になりにくいです。

振り返って何がつらかったかを探る

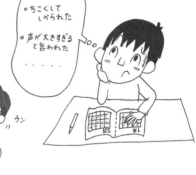

医師・親・先生・支援者に相談する

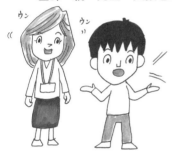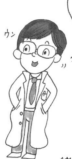

一緒に気持ちの整理をする

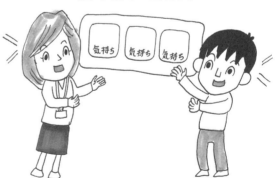

誰かに闇雲に相談しても状況はよくなりません。わかってもらえそうな人に相談して、何に困っているのかを整理してもらうのもひとつの方法です。

2 人と一緒にやってみる

　自分ですべてをやらなければならないと思い込んでいませんか？　私もそのように思い込んでいた時期は、苦しいことが多くありました。ひとりで悩み、誰にも頼らないことは、聞こえはいいですが、苦しいことが増えてしまうでしょう。

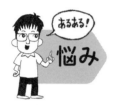

何をすればよいかわからなくて
行動がフリーズする

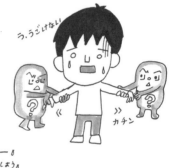

自分のこだわった方法ばかり気にする

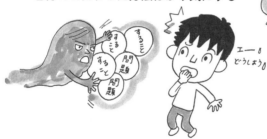

ひとりで解決しなければと思い込む

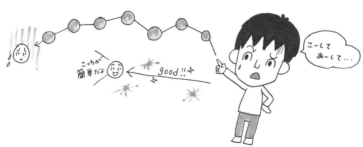

アドバイス

　一般の人もわからなくなったら、誰かに話したり質問したりします。発達障害の人は能力のデコボコが激しいので、わからなくて困ることはたくさんあると思います。苦手なことは、誰かの意見を聞いたり、誰かに頼ってみたり、任せてみたり、一緒にやってもらうことで、負担は大きく軽減します。

　ポイントは、「周りの人と一緒に」です。相手の援助を借りる分、自分も少しずつトライしていくことも大切です。

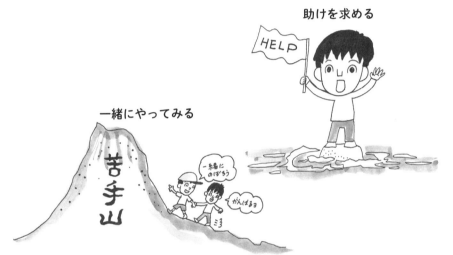

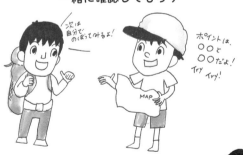

　援助や支援を受けることは、恥ずかしいことではありません。しかし手伝ってもらう分、相手の時間をもらうわけですから、自分なりの恩返しはしていきましょう。

3 スケジュール管理

　一度はスケジュールを立てたけれど、「思った通りにスケジュールがこなせなくて無理だった」「何からどうしたらよいのかわからない」などの相談はよくあります。「予定を忘れてしまう」「遅刻をしてしまう」「家を出るときにあわててしまう」という悩みを多く聞きます。

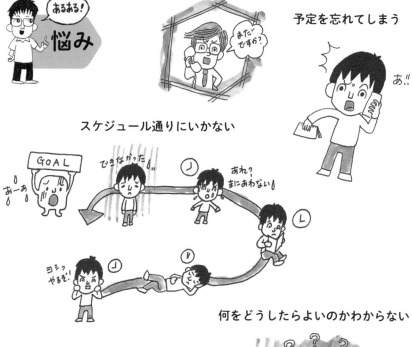

予定を忘れてしまう

スケジュール通りにいかない

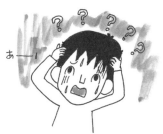

何をどうしたらよいのかわからない

アドバイス

スケジュール管理のハードルが今自分が思っているよりも高いこともあります。何もかも完璧にはできませんが、ある程度の工夫でスムーズになることも多いです。

手帳には大まかな予定を書き確認し、メモは当日することを書き出すとよいでしょう。メモの書き方は、ひとつの作業で簡単にチェックできるものがよいです。

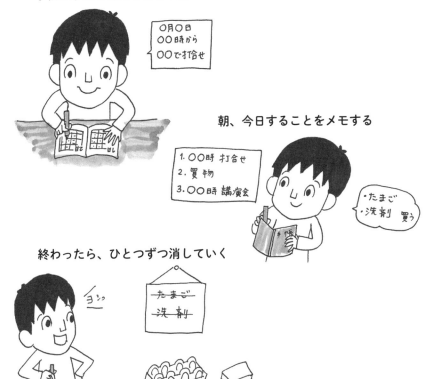

私も10年経って、ようやく手帳とメモの管理ができるようになりました。それまでは仕事がダブルブッキングしたり、書き出し忘れたり、苦労も多かったのですが、なんとかできるようになっています。

4 時間の管理

　発達障害の人は、時間の管理が苦手な人もいます。体内時計が働かず、ゲームや料理など好きなことに集中しすぎてしまい、「いつの間にこんなに時間が経ってしまった」と時間の感覚を忘れてしまう人もいます。

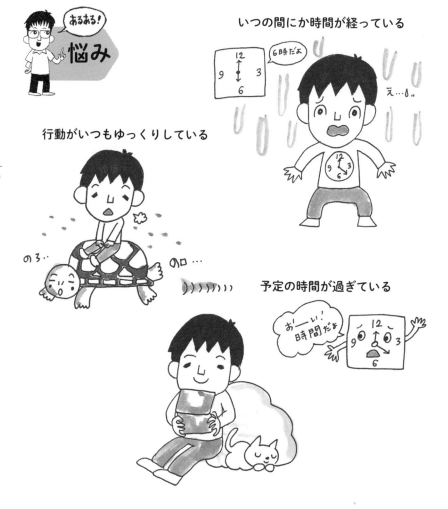

アドバイス

「一般の人と時間の進みの感覚が違う」と言っている当事者の方も多いです。感覚面で変わっているところがあると思っていてよさそうです。そのため、自分なりの切り替えパターンを作っていくことが必要です。

> テレビやゲームなどの終了時間を決めたり、「何分までに済ませてみたらOK」などとミッション風にやってみたりすると楽しく過ごすことができます。

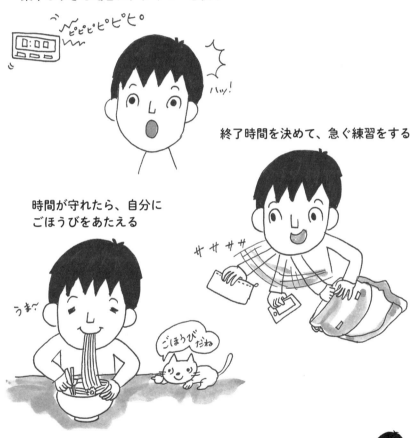

集中しすぎる場合は、タイマーを使う

終了時間を決めて、急ぐ練習をする

時間が守れたら、自分にごほうびをあたえる

> 「今日はこれとこれをしたら、ラーメン食べに行こう」と私は決めることがよくあります。自分で自分のごほうびを設定して、どんな形でも達成できたら、自分にごほうびをあげるようにしています。

５ こだわりを楽しみにする

　ゲームやパソコンが終わりにできない、遊びが止められないなど、好きすぎるこだわりは時に生活を脅かしてしまいます。一日中好きなことばかりやっていて、生活ができればよいのですが、そういうわけにもいかないことが多いです。どこかで折り合いをつけなければいけません。

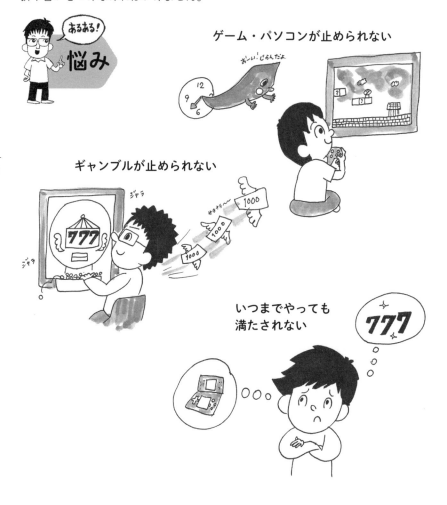

アドバイス

　こだわりは何時間やっても飽きない場合が多いです。やればやるほど、こだわりが大きくなり、止めにくくなり、満足いかない場合には、ある程度制限していくことが必要です。こだわりは、止めるときにとても大きなストレスが掛かってしまうので早めの対応が重要です。

> こだわった活動ほど待ち遠しいものですが、「時間が少し足りないなあ」と感じるくらいが、ステキな時間を味わえるでしょう。

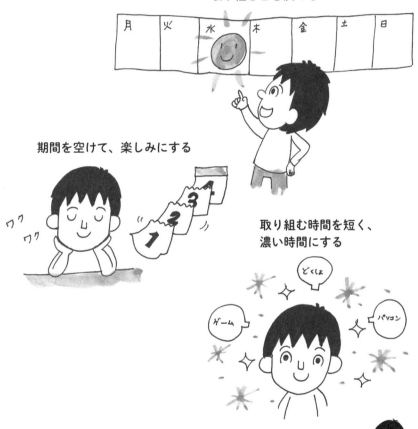

取り組む日を決める

期間を空けて、楽しみにする

取り組む時間を短く、濃い時間にする

> 　一日中ゲームやパソコンのことを考えてしまい、何も手に付かず常にイライラすることがありましたら、「依存症」という心の病気の可能性があります。医師に相談しましょう。

6 お金の管理

　あればあるだけお金を使ってしまう、欲しいものがあればすぐに買ってしまうなど、衝動性をコントロールすることが苦手な発達障害の人もいます。いけないとわかっていながら、どうしても手を出してしまうことは、お金の管理が苦手な人に多いです。

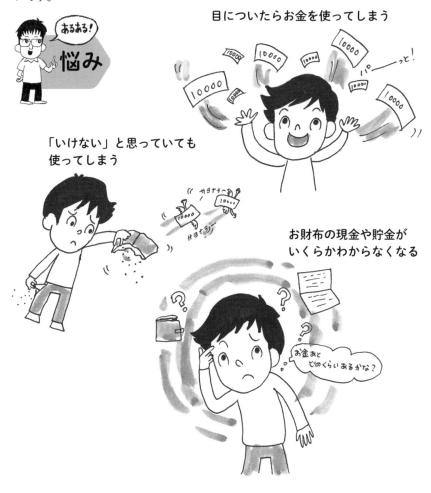

アドバイス

金銭管理は非常に大きな問題です。障害のある人は、自治体の制度を使って、金銭管理をする場合もよくあるようです。

ゆっくりじっくり時間をかけて、取り組みましょう。無理せず自分のペースでやりましょう。

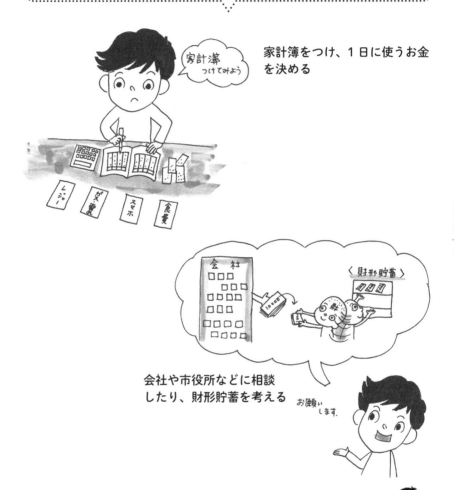

家計簿をつけ、1日に使うお金を決める

会社や市役所などに相談したり、財形貯蓄を考える

一般の人でもお金の管理は非常に難しいといわれています。自分で見通しがつけられない場合には、必ず誰かに相談してください。相談することは恥ずかしいことではありません。

7 部屋の片付け方

　部屋がどうしても散らかってしまう、片付けられないというのは、努力が足りない、頑張っていないからというわけではありません。一般の人とは、頭の情報の整理の仕方が違っているだけなのです。部屋の片付けが苦手な人は頭の中も整理ができない人も多いです。

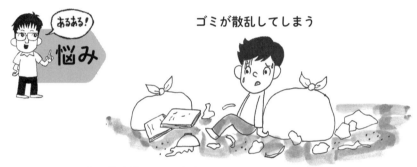

ゴミが散乱してしまう

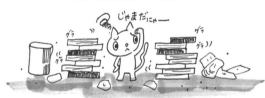

床に物を置いてしまう

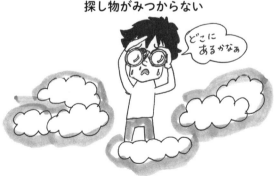

探し物がみつからない

アドバイス

1日5分を目安にするところから始めましょう。たくさんの手順を一度にしないことです。ゴミを捨てるミッションを済ませたら、次の片付けミッションへ移行するといった取り組みの方がスムーズです。

> 片付けることがどうしてもひとりで難しいのであれば、周りの人や支援者、ヘルパーさんにひとつずつ手渡ししてもらいましょう。

ゴミ袋にゴミだけ捨てる

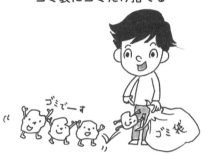

ダンボールなどに、種類ごとで分ける

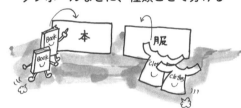

分けた後に整理する

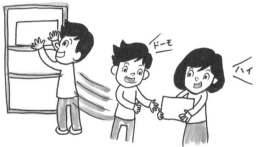

> 発達障害の人は片付けられないのではなく、片付け方のコツを知らないだけです。自分なりに負担のないやり方を追求していきましょう。

8 忘れ物対策

いつも家や職場、学校で探し物をしていませんか？　朝出かけるときに「あれがない、これがない」と思うことがありませんか？　物の管理が苦手な場合は、管理の方法を知っておくことが大切です。

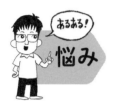

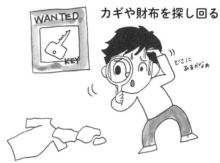

カギや財布を探し回る

振込み用紙の期限が過ぎる

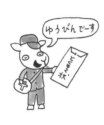
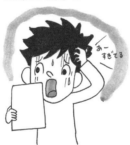

大事なものをどこにしまったか忘れる

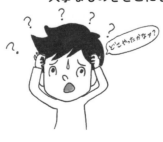
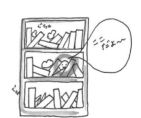

アドバイス

ふとしたことで物をどこかに置いてしまい、そのことを忘れてしまって探し回ることが頻繁にあったとしても、対策をすることで、ある程度は防ぐことができます。

> いつも使うものは、同じ場所に置くように心がけましょう。目につくカゴにすべてを入れておいたり、一箇所にまとめることも必要です。

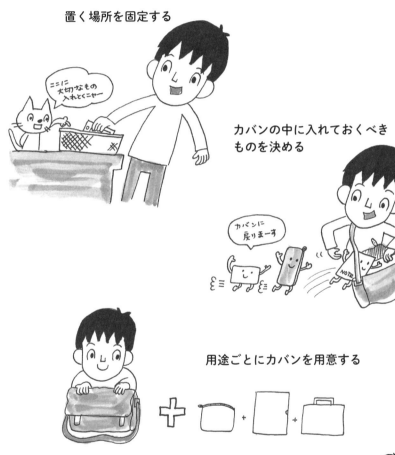

置く場所を固定する

カバンの中に入れておくべきものを決める

用途ごとにカバンを用意する

> 忘れ物が頻繁になると、生活自体の精神的なリズムが崩れてしまうでしょう。また忘れ物は疲れたときに多くなるものです。体調の好不調のサインでもあるので、休息をとることも考えましょう。

9 携帯電話との付き合い方

　携帯電話とは便利なものです。いつでも、どこでも電話やメールで連絡が取れるようになりました。しかし、すぐに連絡が来ないと不安になる人も多いようです。いつ、どのように、連絡をしたらよいのかがわからない人や、電話だけで連絡を取ることが苦痛な人もいます。

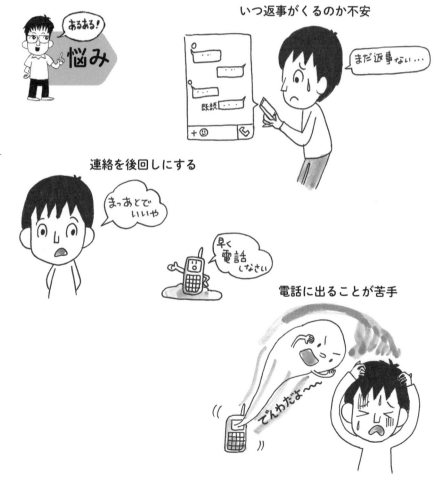

アドバイス

　耳で聞いたことだけを、頭の中で整理することが苦手な発達障害の人は多いです。特に相手が目で見えない分、どうすればよいのかわからない人もいますが、少しずつ練習をしていくことで携帯電話の扱い方がわかってきます。

　電話やメールをするときは深呼吸をしてひと呼吸を置くと、楽に対応できるでしょう。無理せずゆっくり練習しましょう。

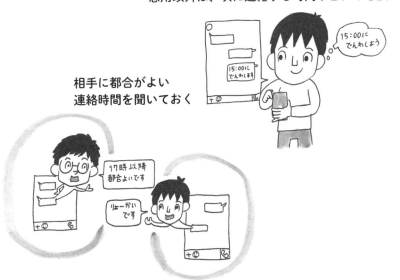

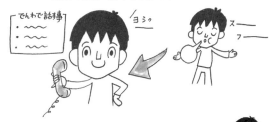

　携帯電話は人とのコミュニケーションの道具のひとつです。相手の顔が見えない分、文章やことばづかいをよりていねいにしていくように心掛けましょう。

10 ネットから離れてみよう

　スマホが好きな発達障害の人は多いです。視覚優位といって目で見る能力が高いため、スマホなどのタブレット端末のゲームやSNS（ソーシャルネットワーク）にはまり込んで、睡眠リズムが崩れる人もいます。

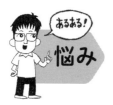

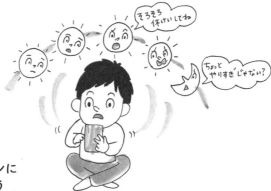

スマホのゲームなどを何時間でも続ける

ツイッターやラインにはまりこんでしまう

ゲームが気になって夜も眠れない

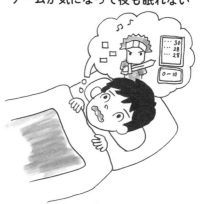

アドバイス

　発達障害の人はスマホがないと落ち着かない状態になりやすいです。「過集中」と言ってスマホに集中しすぎて他に何もできない状態になる場合もあります。スマホから少しずつ離れていくことが必要になってきます。

> スマホや携帯などで常に頭を動かしている状態が続くと、頭も休むことができません。携帯から離れる方法を身に付けておくと便利です。

夜は親や周りの人に預ける

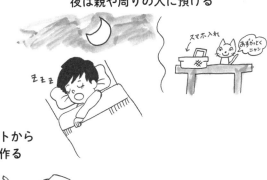

温泉などネットから離れる時間を作る

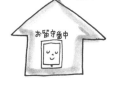
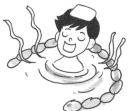

ごほうびとして時間を決めて使う

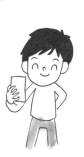
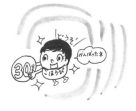

> リラックスした時間にスマホを使うことはよいことですが、自分自身で管理することの難しさもあります。どうしても離れられない場合は、医師や支援者に相談してみましょう。

11 不注意対策

　気が散ってどこに置いたのかわからなくなったり、さっきまでやっていたことを忘れてしまって困ったことはないでしょうか？　注意の切り替えが早すぎる人は、あれもこれも手を付けて「結局何も終わらなかった」とならないように対策を練っていく必要があります。

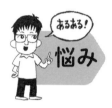

物音のせいで集中できない

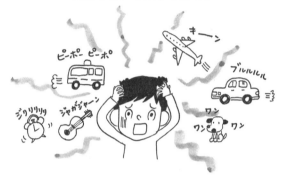

人が見えると気になって仕方がない

さっきしたことを忘れてしまう

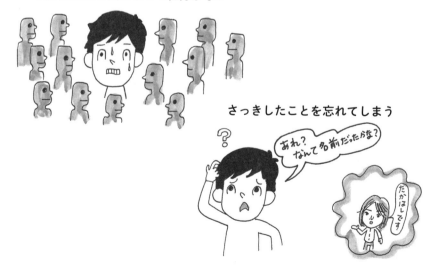

アドバイス

　気が散ってしまうことを自覚している場合には、環境側の対策を練っておく必要があります。構造化という方法です。目で見る刺激や音の刺激を少なくして集中しやすい環境を作ることが大切です。

> テレビやスマホなど自分は何が気になってしまうのかよく調べましょう。一定のパターンがあるはずです。気になる刺激をひとつずつ整理しましょう。

壁に机をつけて見えるものを少なくする

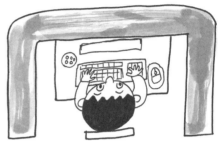

イヤマフをしたり好きな音楽を聴いたり、余計な音を遮断する

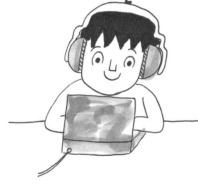

指差し確認と声に出して確認する

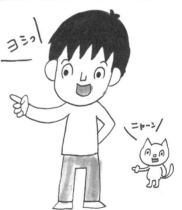

> 発達障害の人は情報を取捨選択することが苦手です。必要な情報だけ取り入れたいときには、いろいろと工夫しながら対応していきましょう。

12 数字嫌い克服法

　数字好きな発達障害の人もいますが、数字が全くダメで見るだけでストレスになり、どうしても覚えられない人もいます。個人情報など必要な情報は数字で表されていることもありますので、困ることが多いです。

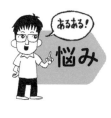

数字の羅列が覚えられない

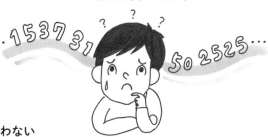

何度確認しても、数が合わない

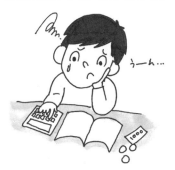

割勘などの数字の計算が苦手

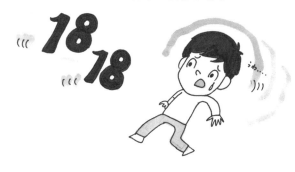

アドバイス

電話番号、生年月日、通帳、時刻表、予定表やカレンダーなど、生活に数字はどうしても付きまといますが、工夫をすることで楽に管理できるようになります。

> 自己努力には限界があります。スマホなどの外部の端末に頼る場合と、他の人にチェックなどをお願いするなどの方法が必要になります。

自分の頭の中だけで覚えておかない

携帯やカメラで写真を撮る

他の人に２重チェックしてもらう

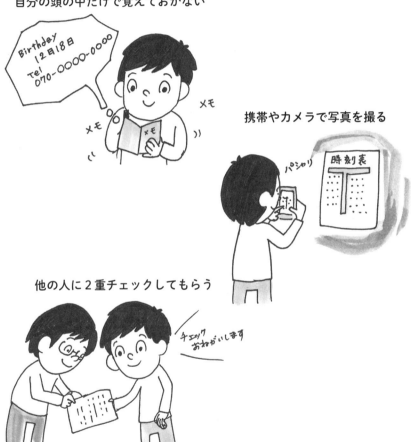

> 苦手なままにせず、書く、撮るなど数字を記録に残すようにしましょう。暗証番号など、メモに残さないほうがよい情報もありますので、最小限にして覚えておくことも必要です。

13 外出すると疲れる

　外出するのが好きな人もいますが、外の刺激によってダウンする人もいます。家にいたくない、外に出ないといけないと思いながら外出すると、家に帰ってバッタリと倒れてしまうこともあります。精神的に我慢している人も多いです。

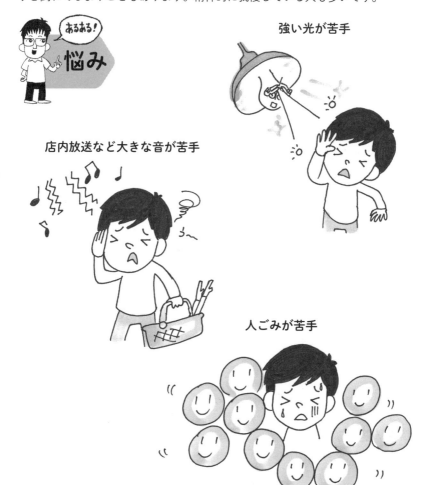

アドバイス

　光や音、人ごみなどの刺激は、発達障害の人にとって嫌な刺激になることもあります。外出中は自分自身が過敏性に気付かず、帰宅してはじめて体調不良に気付くこともあります。帰宅後の体調不良の場合は、どこに行ったのか振り返るようにしましょう。

受ける刺激を少なくすることで、楽に外出できるようになる人もいます。ひとりでわからない場合には、同伴する人に見てもらうとよいでしょう。

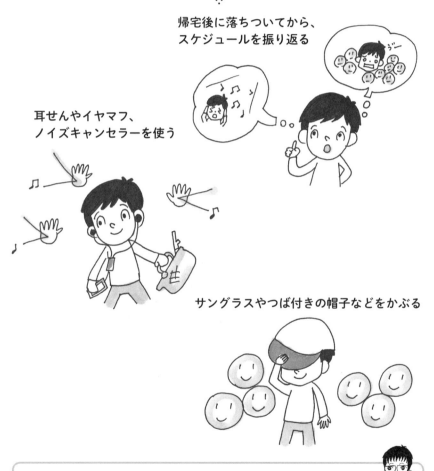

疲れや体調不良には、必ず原因があります。突発的になるのではなくて、さまざまなことが重なって体調が悪くなってしまうことが多いです。対策を練れば安心して外出できるようになるでしょう。

14 休みの日の過ごし方

　仕事や学校で毎日スケジュール通りに過ごせるが、休日になると途端に何をすればよいのかわからなくなる場合はありませんか？　いつの間にか時間が過ぎてしまって、夕方になって後悔する人もいるでしょう。また予定をつめこみすぎて、休む日を作れない人もいます。

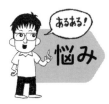

休みの日に
何をしたらよいのかわからない

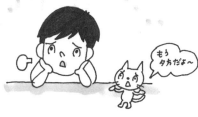

予定をつめこみすぎてしまう

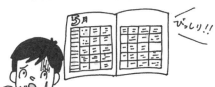

絶えず動き回っている

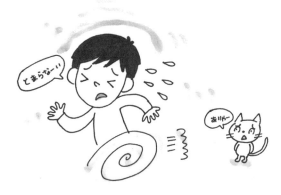

アドバイス

休日は何をしてもよい自由な日ではなく、休息を取る日と考えてみましょう。次の週からの仕事や学校の準備をする日と思うことも重要です。発達障害の人は、予定をはっきりと決めておくことが重要になります。予定を組まなければ余計な出来事や刺激に惑わされてしまい、結局十分に休めないことも多いのです。

あえて休息時間を取らないと、時間はあっと言う間に過ぎていきます。「午前だけはゆっくりする」というように体や脳のリラックスを心がけましょう。

リラックスできる余暇をする

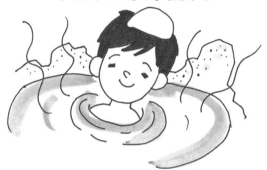

来週の準備をする

体を休める時間を作る

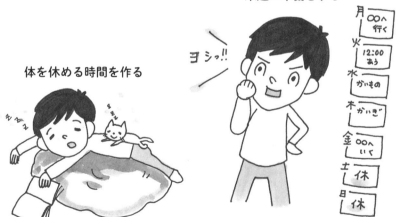

一年中休まず働いたり、勉強したりできる人はまれです。休息をとったり準備をするための日をあえて作ることが大切です。平日を頑張るためにも休息を意識的に取ることが大切です。

15 脳をクールダウンする

　休みの日を取っても、「脳を休めることができない」など疲れやパニックをリセットすることができない人がいます。脳をずっと動かし続けることで、体と脳のギャップが生じることもパニックのひとつだと私は考えます。

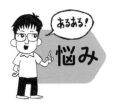

体と脳にギャップがある

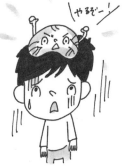

気持ちがあせってしまい、考えがとまらない

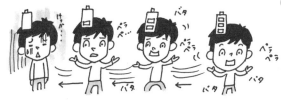

休み方がわからない

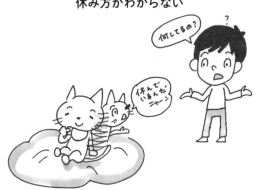

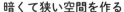
アドバイス

　自分では脳をコントロールできない場合もありますが、工夫によってはいろいろな休み方を考えることができるでしょう。小さい頃に好きだった感覚を思い出しながら、脳を休める方法を探っていきましょう。

> 目で見るものを制限したり、空間を狭くしたりすると落ち着く人が多いようです。ダンボールや押入れに入ることが有効な場合もあるでしょう。

暗くて狭い空間を作る

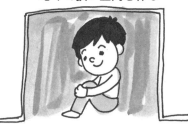

キラキラ光るものを見る

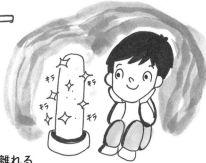

テレビやネットから離れる

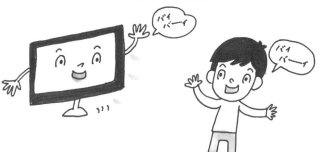

> 私も部屋を暗くして家具や電化製品などの目に付くものを見えなくしてしまうと落ち着きます。物理的に刺激を少なくすることをお勧めします。

> コラム2

支援者として　相談に乗ってくれる人より

　難波さんとの出会いは、「当事者会スモステの会を立ち上げたい、協力をしてほしい」という相談がきっかけでした。
　「幼少期にどのような生活をしていたか」「感覚の過敏さがあり、何をどのように感じて過ごしていたか」「周りの人のことばかけや態度、また家族の愛が難波さんにとってどれだけの影響を与えていたか」などなど、幼少期では気付けなかった感情を振り返る難波さん。自閉症スペクトラム障害についての理解を啓発していきたいという想いを聴いていく中で、臨床発達心理士の資格もおもちの難波さんを宝の存在であると感じていました。
　施設長の理解もあり、難波さんのペースでの契約就労というかたちで同じ職場で仕事をするようになりました。難波さんが本来の力（宝の力）を発揮していくためには、難波さんの理解者が必要となります。誰に何をどの程度伝えていいのか、難波さんの気持ちを確認しながら、まずは関わりの深い児童発達支援センターの職員から伝達をしていくように配慮しました。親御さんへの説明も難波さんや施設長、児童発達支援管理責任者と相談をしながら進めていきました。
　「○○してほしい」と具体的支援内容を伝えてくださるので、難波さんの気持ちに沿った支援をするようにしています。例えば、話し合いのときは板書をしてそれをコピーして渡したり、伝達事項は可視化して渡すようにしたり、「何か話してください……」という投げかけではなく、「○○についてどう思いますか……」と具体的に質問したりしていくように心掛けています。昔の経験から「話し合い」ということばは叱られるというイメージをもってしまうようなので、「お茶会をしよう」というようなニュアンスで面談の場を設けるようにしています。
　仕事でうまくいったこと、いかなかったこと、仕事の量（配分）や自身の体調管理などについての話を難波さんからよく聞きます。ただ、相談に乗るというより難波さんは誰かに話をすることによって、自身の確認や整理をされているように思うので、私はただ話を聞くだけです。逆に事例をどう見立てるかなど私の相談を聴いてもらうことが多いです。

（相談支援事業所ハートピア出雲　名越真理子）

当事者＆心理士一問一答

③

パニックの対処法編

１ フリーズしてしまう……

　パニックになったときに、頭の思考が固まったり、体が動かなくなったりすることはありますか？　発達障害の人にはよくあることです。ショックな出来事があったり、嫌な出来事があったりするとフリーズしてしまうのは、自分の心を守るための防衛本能だと思っています。

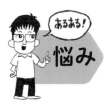

考えが何も出てこなくなる

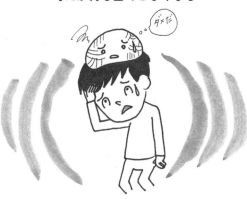

体が動かなくなる

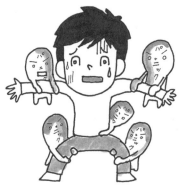

ことばが出なくなってしまう

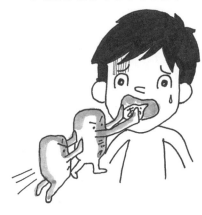

アドバイス

　パニックへの対処法は、二つあります。一つは、パニックのきっかけを知り回避したり、対処する力をつけることです。もう一つはパニックになったときにクールダウンする方法を決めておくことです。パニックの引き金になる出来事は発達障害当事者からすれば、「突然」です。

> フリーズする場合には、「休む」「切り替える」などのクールダウンによって、脳を再起動する方向に重点を置くとよいでしょう。

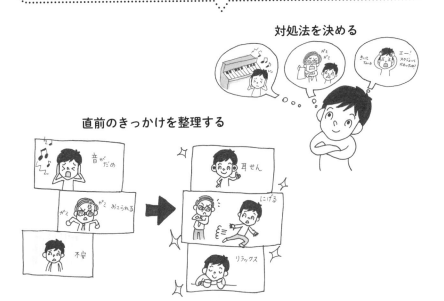

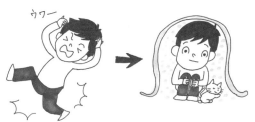

> パニックになったとき、「またフリーズした」「パニックになって何もできなかった」と悩む必要はありません。パニックは脳の危険信号ですので、じっくり付き合い方を練習しましょう。

2 いきなり怒ってしまう……

　パニックになったときに、フリーズしたり不安になるのは一般的によく知られていますが、逆に怒ったり、頭に血が上ってしまう人もいます。このような状態もパニックのひとつです。不安から怒りに変わったり、わけがわからなくなって混乱して怒ったりする人もいます。

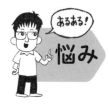

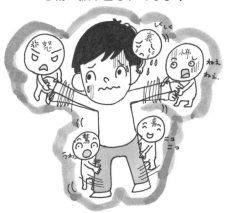

感情に振り回されてしまう

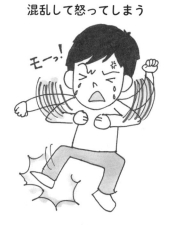

混乱して怒ってしまう

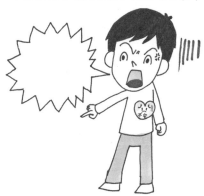

不安になって人のせいにしてしまう

アドバイス

　急に怒ってしまうこと、誰かが悪いと思うことでカッとなることを、私は、「怒りの針が振り切れてしまう」と表現しています。ちょうど真ん中の感情で物事を把握することが苦手なためです。私も以前怒り出すことがよくありましたが、「自分の怒りは自分の責任」と言い聞かせています。

何について怒りやすくて混乱しやすいのかを整理しておくことが必要です。「6 お手軽簡単リラックス法」も参考にしてください。

怒りそうな出来事を書き出しておく

怒る手前でクールダウンする

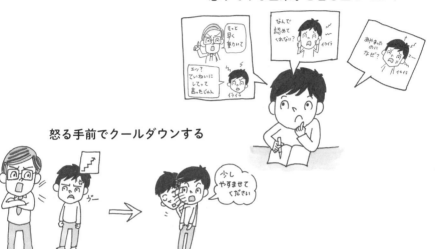

どうすればよかったか後から振り返る

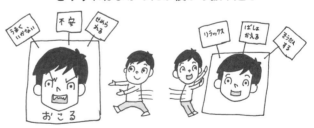

怒りは他人のせいではありません。怒るか怒らないかは自分が決めることです。怒りと上手く付き合うことで「まぁそういうこともあるなぁ」と思えるように、自分を見つめていくことが大切です。

3 過去の失敗を思い出す

　過去のつらい出来事が急によみがえることは、フラッシュバックやタイムスリップ現象とも言われます。私も働いているときに叱責されたことによって、過去のイジメの体験を思い出し、トイレにこもってしまったことが何度もありました。当事者にとってはとても苦しいことを思い出すので、大変苦痛です。

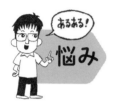

過去のイジメや怒られたことを思い出す

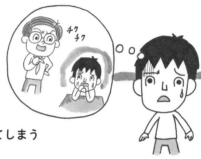

嫌だった感情がわきだしてしまう

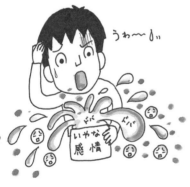

思い出して倒れてしまう

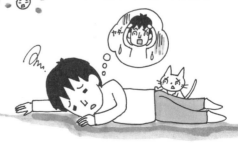

アドバイス

　過去にあった子どものときの出来事を鮮明に思い出してしまうことがあるでしょう。そういったときに、「フラッシュバックになってしまった」と不安になるのではなく、どのように対応するかを考えていくことが、不安の体験から脱出する糸口になります。

> ポイントは、怖がらないことです。思い出しやすいきっかけを探し、遠ざけることである程度は緩和されます。無理して治るものではありません。

思い出しやすいきっかけを探し、遠ざける

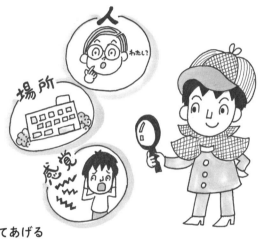

思い出したら、過去の自分に声をかけてあげる

落ちつくまで待つ

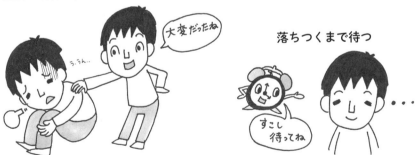

> 過去の体験を思い出すことは仕方ありません。しかしフラッシュバックが多すぎる職場や家庭の場合は、生活全体を見直す必要があります。専門の病院に受診することもお勧めします。

4 落ち着かないとき

「パニックになりそう」「不安で仕方がない」などと気持ちが落ち着かないときもあるでしょう。通常であれば、休むことを勧めますが、発達障害の人は、上手な対策を打たなければ効果がない場合も多いです。

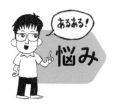

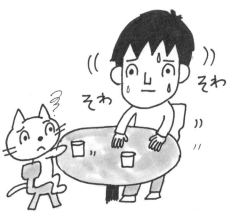

不安でそわそわしてしまう

手足を動かしてしまって、落ち着かない

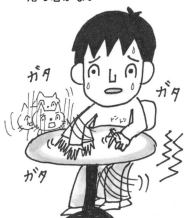

寝てもよくならない

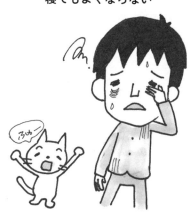

アドバイス

「不安である」「そわそわする」ことは体の症状であって、なぜそのようになるかがわからないことは多いです。ぼやっとした漠然とした不安は、パニックを引き起こしやすくなります。体をすっきりさせると、心も落ち着きやすくなります。そのまま何もしなければ、不安はずっと居座るだけです。

> 不安といつも向き合うのではなく、体を15分程度活発に動かしたり、熱中できる活動で気持ちを切り替えたりしてみましょう。

体を動かす（散歩やジョギング）

好きな活動で気持ちを切り替える

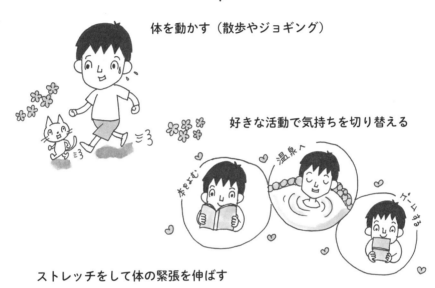

ストレッチをして体の緊張を伸ばす

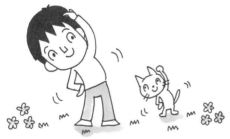

> 発達障害は脳の障害ですが、脳や心、思考ばかりに目を向けていても解決しないことがあります。体にアプローチして気持ちを切り替える方法を身に着けていくことも大切です。

5 精神的な調子を整える

　発達障害の人は季節の変わり目に、精神的な体調を崩す人が多いようです。また不調になってから3ヵ月前の予定を振り返ってみると、仕事や予定をたくさん入れている傾向が多いようです。

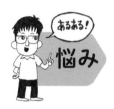

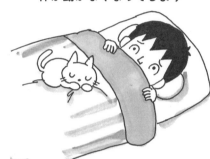

体が動かなくなってしまう

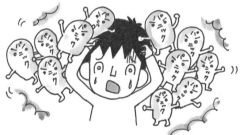

パニックが増えて困る

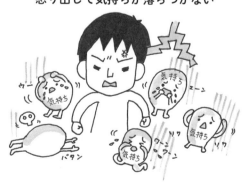

怒り出して気持ちが落ちつかない

アドバイス

　1年を通して全力で毎日を過ごすことはできません。一般の人は、途中でうまく休息を取ったりさぼったりして休んでいるようです。発達障害の人はそれがうまくコントロールできずに、いくつかの行事が終わった後に疲れて動けなくなってしまう人もいます。自分にとって無理のないペースづくりが大切です。

> 1年のペース作りをすることで、「今は休む時期だ」「今は頑張る時期だ」と判断が簡単になります。

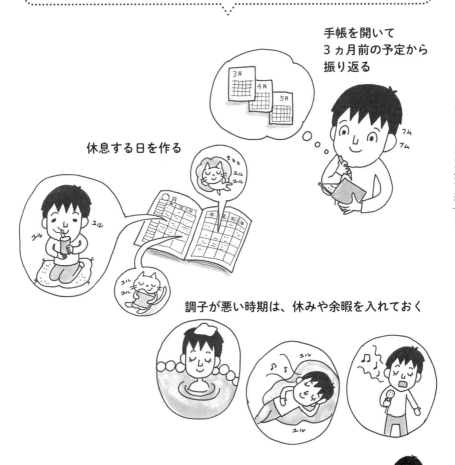

手帳を開いて3ヵ月前の予定から振り返る

休息する日を作る

調子が悪い時期は、休みや余暇を入れておく

> 心、気持ち、精神を整えるのは自分自身ですが、自分ひとりで管理することが難しい場合もあります。時には人に手伝ってもらうことも必要でしょう。

6 お手軽簡単リラックス法

　すべての物事を考えや感情のみで解決しようとする発達障害の人は多いです。頭ばかりで考えても悩みや不安は増えるだけです。心も体も疲れきってしまいます。

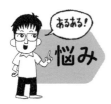

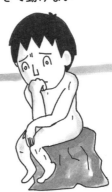

考えすぎて動けない

体がとても固い、重い

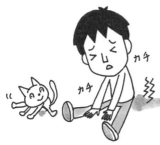

体がいつも疲れて、不安になる

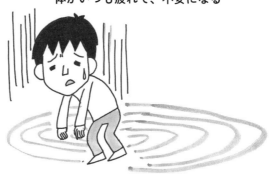

アドバイス

体をリラックスさせることから、心を整えてみましょう。下の図のように5秒間全身に力を入れ、ゆっくりと力を抜いていきます。ぜひみなさんやってみてください。

2〜3回くらい繰り返してみると、肩や手足がじわーとしてきます。まずは体にリラックスした感覚をもたせることが大切です。

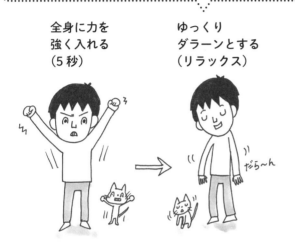

全身に力を強く入れる（5秒）

ゆっくりダラーンとする（リラックス）

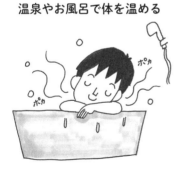

温泉やお風呂で体を温める

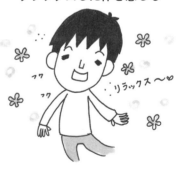

リラックスした体を感じる

リラックスは不安になったときに使えるとよいのですが、普段から練習をしておかないと全く効果がありません。前もって練習をしておきましょう。

> コラム③

当事者として　私のパニックの対処法

　私は、叱責されることが一番苦手です。軽く注意を受けるだけでもダメです。また、人の怒鳴り声を聞くこともかなり苦痛です。失敗も苦手です。一度にたくさんのことを周囲に求められたときや、初めてのことに対しても、パニックになることがあります。

　パニックになると私の場合、涙が止まらなくなってしまいます。頭の中が不安の波でいっぱいになって、自分がみじめに思えて、ぽつんとひとり取り残された気持ちになります。体はこわばって、動けなくなります。やがて不安の波がどんどん大きくなって、津波になって一気に押し寄せます、自分で自分のコントロールがきかなくなります。助けも求められずに、ただもがき苦しんで、涙は流れ続けます。パニックは波によく似ていて、一度少し引いてもまた押し寄せてきます。押して引いての繰り返しです。涙も出たり止まったりの繰り返しで、周囲の人たちをいつも戸惑わせてしまって申しわけなく思ってしまいます。

　パニックにならずに済む方法があればよいのですが、残念ながら回避できないことの方が多いです。そのパニックを単に苦しいもの、敵のようなものとみなしてしまうと、よりつらくなってしまいます。だから、パニックとうまく付き合っていく方法を考えていくとよいと思います。

　例えば、大泣きしているのは「もうひとりの子どもの自分だ」と考えて対処しています。その子に「どうして泣くの！！」「早く泣きやみなさい」「迷惑でしょ！」など叱責のことばをかけても、パニックちゃんはよりひどく泣くだけで、いつまでたっても泣き止んでくれません、でも、「怖かったね」「いっぱい泣いていいんだよ」などと寄り添っていくうちにパニックちゃんは少しずつですが、落ち着きを取り戻していきます。これが、自分なりのパニックとの付き合い方なのです。

　パニックは苦しいものです。パニックの形も人それぞれです。本人にとってはもちろん、周りの人にとっても苦しいものでしょう。しかし、うまく付き合う方法を見つけていけば、そんなに怖れるものではないのかもしれません。自分なりに、パニックとの上手な付き合い方を探してみてはどうでしょうか。

（燐　23歳、女性、自閉症スペクトラム障害）

当事者＆心理士一問一答

感覚過敏編

1 感覚過敏はどうする？

　嫌いな音、肌の感触、偏食など一般の人とはちょっと感覚が違う発達障害の人は多くいます。周りの人にわかりづらく、自分自身でも何が不快かを理解していないこともあります。

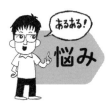

不快な感覚がある

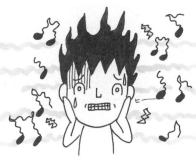

我慢したら体調が悪くなる

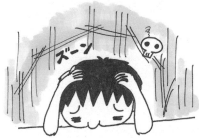

周りから「そのうち慣れるよ」と言われる

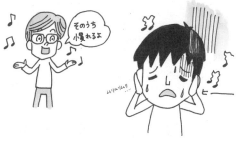

アドバイス

　嫌で不快な感覚は、ずっと感じ続けて我慢しても治ることはないようです。まずは、どうすれば回避できるか、不快ではないラインがどの程度までかを見極めましょう。

> 具体的に何が嫌か周りに伝えられるようになりましょう。そのためには、自分自身の感覚過敏を整理しておくことが大切です。

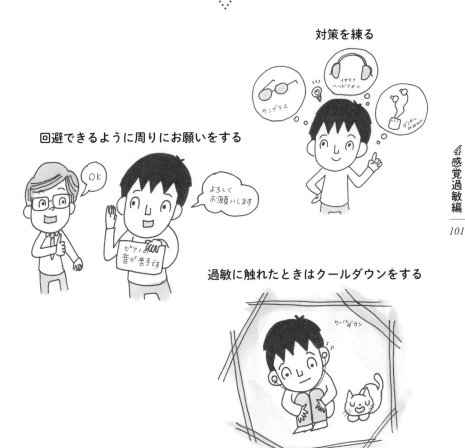

> 周りからの配慮を受けられると、安心して過ごすことができることもあります。この章の内容を参考にしながら自分なりの対策を編み出していきましょう。

2 音の過敏対策

　特定の音や声に過剰に反応する発達障害の人は多くいます。音を聞いて、体が動かなくなったり、疲労感を感じたりする人、帰宅後に偏頭痛やめまいが起こり、つらくなる人もいます。

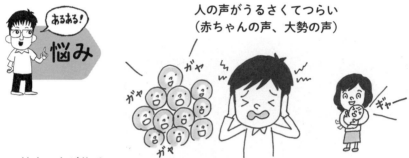

人の声がうるさくてつらい
（赤ちゃんの声、大勢の声）

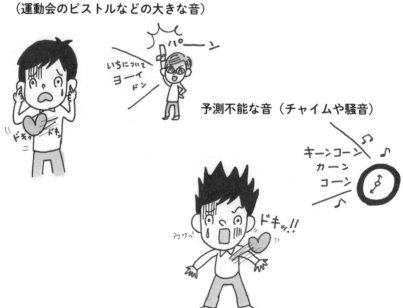

特定の音が苦手
（運動会のピストルなどの大きな音）

予測不能な音（チャイムや騒音）

アドバイス

嫌な感覚は悪いことでありません。自分が悪いからとか努力不足と思わないでください。体が「やめてあげて！」と反応している証拠です。具体的に対策を練ることが解決の糸口になります。

不快な音を聞き続けても体調を悪くするだけです。回避できることは避けて、安心できる環境を作りましょう。

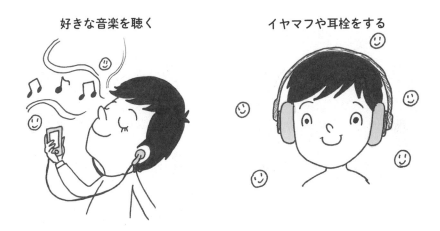

好きな音楽を聴く

イヤマフや耳栓をする

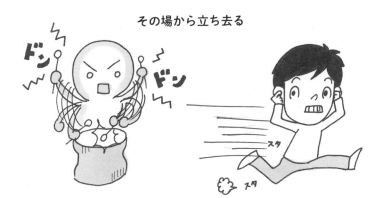

その場から立ち去る

疲れがたまってしまうと、聴覚過敏がひどくなる場合があります。体調のバロメーターでもあるので、ひどいときには、休息を多めに取りましょう。

③ 皮膚過敏対策

　体に少しでも触られることが嫌で人をさけてしまったり、洋服の肌触りが嫌だったり、えりがついていて首元が閉まっているシャツを着られない人がいます。逆に締め付けられている方が落ち着く人もいます。発達障害の人はこのような過敏性を持ち合わせている人が多いです。

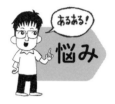

体、首元、頭などを触られるのが嫌

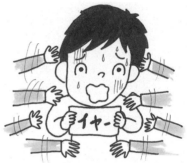

洋服の材質で特定の物しか着られない

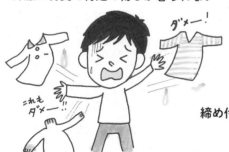

締め付けられる感覚しか受け付けない

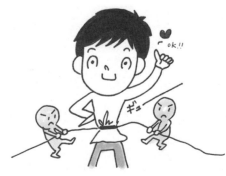

アドバイス

基本的には自分が心地よい感覚のものを身に着けることが大切です。いろいろと試してみて、「この感覚が気持ちがよい」「このタオルは顔をつけていても安心する」というような、安心グッズを集めておくのが好ましいです。

ブラシや手でマッサージするなど、根本的な過敏性を少しずつ取り除いていくのもひとつの方法です。ゆっくり取り組んでいくとよいでしょう。

同じ着心地のものをそろえておく

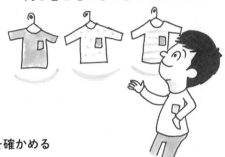

自分で体をさすって感覚を確かめる

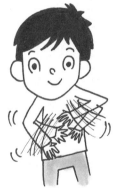

とても柔らかいブラシでマッサージする

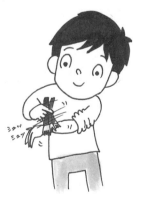

無理をしても皮膚の過敏性は改善されませんし、克服からは遠ざかることが多いです。ゆっくりじっくり心地よい感覚をひろげていきましょう。

4 偏食対策

「特定の食べ物しか食べられない」といった舌の感覚が鋭い発達障害の人は多いです。また見た目で判断してしまい、食わず嫌いになる人もいます。偏食は毎日の出来事なので、苦痛の連続です。

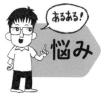

特定の食べ物しか食べない
（例：インスタント食品しか食べない）

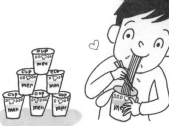

味付けが変わると食べられない

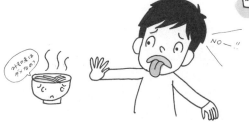

同じメーカーのものしか食べられない

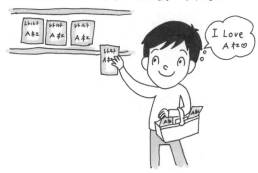

アドバイス

メーカーは味付けを変えたり、販売終了することがあります。特定のものしか食べられない発達障害の人にとっては、命にかかわる問題となります。ある程度代用のきくものを探しておくことも必要です。

こだわりともいえますが、偏食は好きな物しか食べないので栄養が偏り、体には良くありません。まずは自分の食べられるものをゆっくり見つけましょう。

食べられる種類を増やす
（例：フライドポテトの食べられる種類を増やす）

苦手な食べ物を一口だけ食べて、後は好きな物を食べる

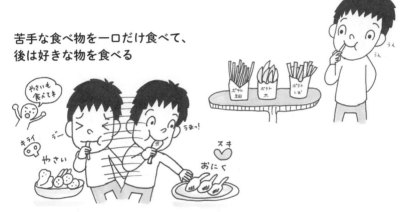

味付けを少しずつ変える

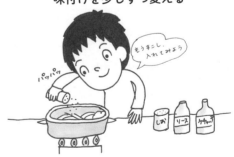

無理やり食べればそのうち食べらるようになった事例はほとんどありません。安心できる食物から少しずつ食べる練習をしていくことをお勧めします。

5 過敏性と発達障害

音や皮膚、偏食などはオーソドックスな事例ですが、その他にも発達障害の人はいろいろな過敏性をもっている人がいます。こだわりと過敏性が混じっていて、どこからがこだわりで、どこからが過敏なのか区別がつきにくいものもあります。

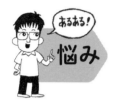

視覚優位だが視覚過敏で、テレビや書籍で過剰な疲れをきたす

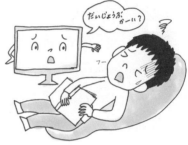

ブランコやトランポリンなど、浮く感覚が鋭い

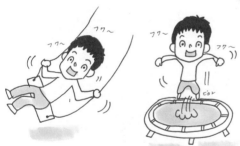

特定のことばに過敏になる
（例：カタカナの食事は食べない）

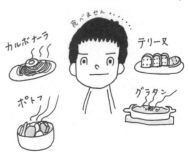

アドバイス

　体調の良いときは、過敏なことに我慢できて、体調が悪くなると過敏性が強くなることもあります。気候やストレスなどで、過敏性が強くなったり弱くなったりする人もいます。「体調によって変わる」というのが一般の人は理解しにくいようです。

> 過敏な感覚は、感性の塊になることがあります。無理することはよくないことですが、何かの才能と表裏一体になっていることが多いです。

過敏性は感覚の鋭さと考える

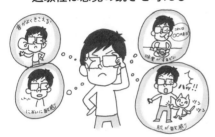

苦手だけれども好きなことでもある

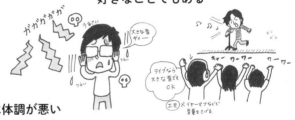

過敏なときは体調が悪いときなので積極的に休む

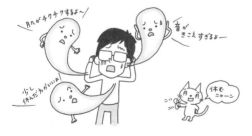

> ある聴覚過敏の人が、大好きなコンサートに行って人ごみと声でダウンしそうになっても、イヤマフや耳栓をして大満足だったそうです。時にはこだわりが過敏性を上回ることもあるのです。

> コラム④

当事者として　私の感覚過敏

　聴覚：ショッピングセンターなどで、お店に流れている混ざった音楽を、一度に3～4曲は拾えます。掃除機の音、地下鉄の進入音などは特に苦手です。周囲の音がどうしても耳障りで嫌なときは、イヤホンで好きな音楽を聴いています。最近、ノイズキャンセラー付きのイヤホンを使い始め、我慢できるようになっています。

　嗅覚：苦手なのが野菜を料理する匂いです。特に、もやしを茹でる匂いと白菜を煮る匂いが無理です。うっかり嗅いでしまうと、吐き気がしたり、偏頭痛のスイッチが入ってしまうので非常につらいです。家では使わないようにしてもらっています。

　視覚：光が苦手で、屋内にいてもまぶしく感じます。外出するときは常にサングラスをかけています。暗めの照明だと平気ですが、蛍光灯がたくさんある場所は、まぶしくて目を開けていられないのでサングラスは必需品です。

　味覚：味付けと食感にすごくこだわりがあります。味については、同じパックに入った魚の切り身や刺身も、一つひとつの味がまったく違って、途中で嫌な味になると食べきることができません。他の人には味の違いがわからないので、どうして残すのか理解してもらえず、自分でも困っています。気に入ったメニューを見つけると、何ヵ月も同じものを食べ続けます。結果的に私の事情をよく知っている友だちと食事にいくことが多くなります。

　触覚：この感覚過敏が一番つらいです。あらゆる肌触りに過敏で、ダメな生地をなでると静電気が走るようなピリピリした痛みを感じます。タオル、シーツ、服など、どうしてもダメなものがあります。触っても大丈夫な肌触りのものを探すのが本当に大変で、とにかく見つけたら買っておくようにしています。なくなってしまうとパニックに近い状態になります。タオル生地のものが好きで、気に入るとそればかりです。触って確かめることができないので、通販は怖くて利用できません。

・発達障害をもつみなさんへ

　私は30歳を過ぎてから発達障害とわかりました。自分のもっている過敏は、他人には絶対に理解してもらえません。だから自分でいろいろな情報を集めて、試して対応していくしかありません。その中にひとつくらい自分に合うものがあると思います。頑張って探してみてください。

（りえこ　32歳、女性、自閉症スペクトラム障害）

当事者＆心理士一問一答

5

友だち関係・恋愛・結婚・子育て編

1 同じ趣味の人を探す

　学校や会社などで友だちや仲の良い同僚がいない、学校の休み時間や職場の休憩時間に何を話したらよいのかわからないなどの相談をよく受けます。友だちや仲間を探したいと願っている人もたくさんいます。ひとりで良いと思う人もいますが、ひとりで居たくなくてもひとりで居るしかない人もいます。

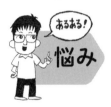

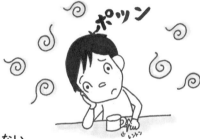

一人ぼっちで友だちがいない

雑談やフリートークができない

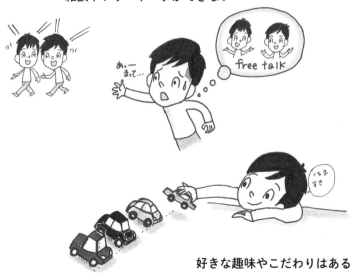

好きな趣味やこだわりはある

アドバイス

大好きな趣味や話しやすい話題になると自分から話せる発達障害の人は多くいます。発達障害の当事者会を見つけて参加したり、アニメやスポーツなど話題が固定されている居場所を見つけていきましょう。

> 人と直接会うことがストレスになる人もいます。ネットなどを活用して人と交流するのも悪くはないですが、暗黙ルールやマナーがあるため気を付けましょう。

ゲーム、アニメなどの趣味のサークルを探して行ってみる

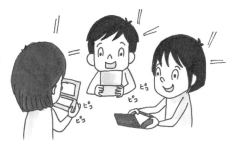

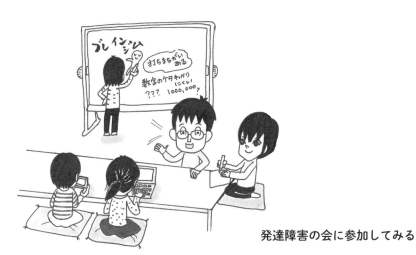

発達障害の会に参加してみる

> 社会や学校で無理やり仲良くしなければならないことはありません。自分自身に合った居場所を探す方が発達障害の人は向いていることが多いです。

② 同じ障害のある人に出会う

　発達障害の人が他の自分と同じようなタイプの人と出会うことは少ないです。病院や相談に行くだけですと、支援する人には出会いますが、当事者との交流がほとんどないのが現状です。そのため孤立感を感じる人もいます。

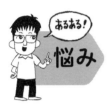

できないのは自分だけだと悩む

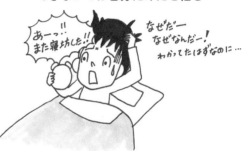

自分だけで困ってしまい、
どうすればよいのかわからない

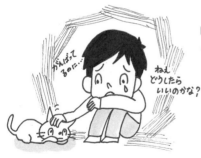

他の発達障害の人は
どうしているのか気になる

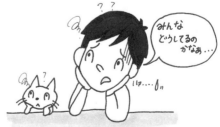

アドバイス

　自分の生きづらさをわかり合えるのは当事者同士だと私は考えています。当事者同士が出会い問題を解決することは少ないですが、出会うことで安心したり、気が許せる仲間になったりすることが多いです。

　当事者同士と会うときには、相手も同じつらさを感じていることが多いので、マナーを守りましょう。もちろん否定や非難はやめましょう。

障害同士で共感できる

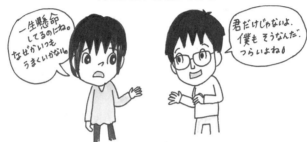

同じ仲間という安心感をもてる

苦しさをわかり合える

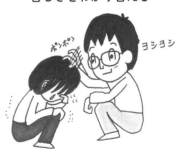

　自分だけですべてを解決できません。時には同じ仲間が必要な場合もあります。私自身も当事者会で出会う仲間と共に生きることが、今は生きがいになっています。

3 ひとりで悩まない

　学校や社会では常に「人と一緒にいること」「皆で活動や仕事をすること」が重んじられます。そのため、周りからは一緒にいることを必要としている一方で、人といることが苦痛になる発達障害の人もいます。孤立してしまうと、さらに誰にも話せなくなってしまいます。また仲間はずれにされ、ひとりで仕方なくいる人もいます。

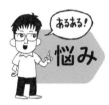

いつもひとりでいるけど、それはダメだと思う

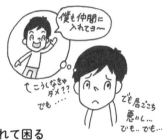
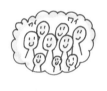

仲間外れにされて困る

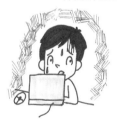
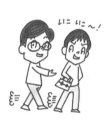

皆といても、自分だけはひとりの気分がする

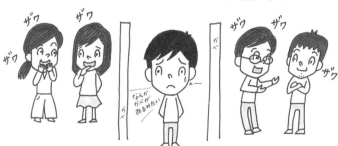

アドバイス

　発達障害は対人関係の障害です。会話や相談することが障害の部分で、努力しても難しい人もいます。人と一緒にいることが苦痛でひとりで居る方が安心する場合もあります。学校や職場など周りの人が困らない限り、無理やりに人と合わせることはありません。

　「大人になるにつれて皆一緒より、ひとりで生きていく方が多くなる」と私は考えています。無理せずに人と付き合う方法をいつも探しています。

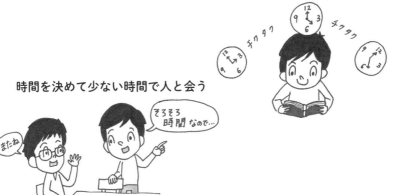

ひとりで自分の好きな世界に没頭する

時間を決めて少ない時間で人と会う

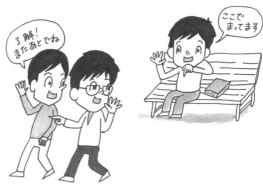

席を外したり、常に一緒にはいない

　友だちが多ければ素晴らしい人生を過ごせるかというとそうではありません。きちんと自分の世界をもっている発達障害の人は、人生を謳歌していることが多いです。

4 少人数での付き合い

　5人ぐらいのグループで、どのようにすればよいのかわからないなど、人数が多いと混乱してしまったり、精神的につらくなってしまうこともあると思います。人数が多いことで、発達障害の人は苦手さが倍増することがあります。

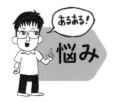

話そうと思ってもタイミングを逃してしまう

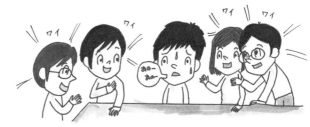

人の声が重なって聞こえてしんどくなる

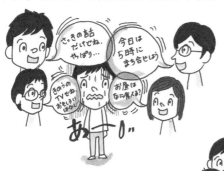

緊張してしまう

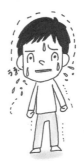
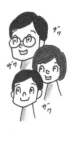

アドバイス

　発達障害の人は、目で見る力が強い（視覚優位）人が多く、それとは別に耳で聞くことが苦手（聴覚劣位）な人が多くいます。人の声やしぐさ、表情や動き、話の内容や流れなど、取り入れる情報が多くなればなるほど、頭がパンクしてしまうことがあります。

　緊張したままで人付き合いをすることは、心の調子を崩してしまうことがあります。なるべく少人数で話せる環境にもっていくことが必要です。

少ない人数で話すようにする

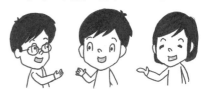

大勢の場合は、一人ひとりと話す感じがよい

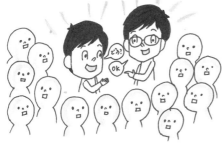

なるべく自分のことをわかってくれる人のそばにいる

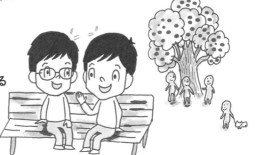

　飲み会や発表会など、人が集まる行事が苦手で、参加後体調を崩してしまう場合には、思い切って欠席したり時間を短くしてもらったりするなどの配慮をしてもらいましょう。

5 複数の会話が聞き取れない

「複数の会話が聞き取れない」ということが原因で大勢の場を苦手にする人がいます。そもそも相手の表情を読み取ることが苦手で、耳だけの情報で判断しようとするため、情報処理が難しくなります。もうひとつは、聴覚過敏によって複数の声が「ざわざわする」と聞き取れなくなる人もいます。

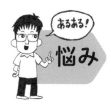

会話する人が多くなると声が重なってしまう

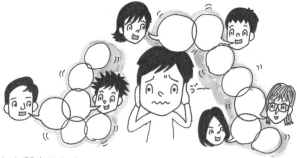

声ではなく音でしか聞き取れない

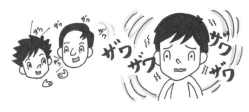

話の流れに集中しすぎてしまい、話せない

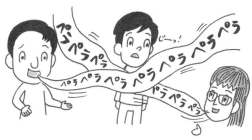

アドバイス

複数の会話場面を避ける方法はあります。精神的につらいときには、思い切って避けてもよいです。どうしても必要な場面から対策を練ることをお勧めします。

人に頼ったり、機械にまかせたり、自分で全部しようと思わない方が気持ちが楽になります。使える援助は使っていきましょう。

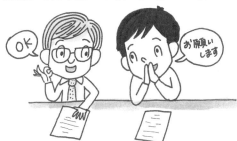

「すみません、よくわからなかったので、結論がでたら教えてください」とお願いする

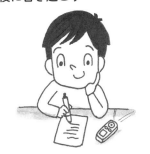

ボイスレコーダーに録音した後に書き起こす

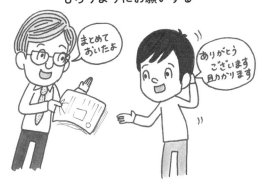

まとめたものを書き出してもらうようにお願いする

どうすれば自分なりに楽でやりやすくなるのか工夫してみましょう。私は講師を依頼されたとき、参加者の会話が多い場合はスマホを触っていると落ち着くので、そのような配慮を申し出たこともあります。

6 人を好きになること

　人との付き合いは苦手だけど、彼氏や彼女が欲しい人もいれば、そもそも恋愛感情がもてない人もいます。発達障害の人は一般の人と恋愛についての価値観が少し違うことが多く、「これって普通じゃないんだ」と悩むこともあります。

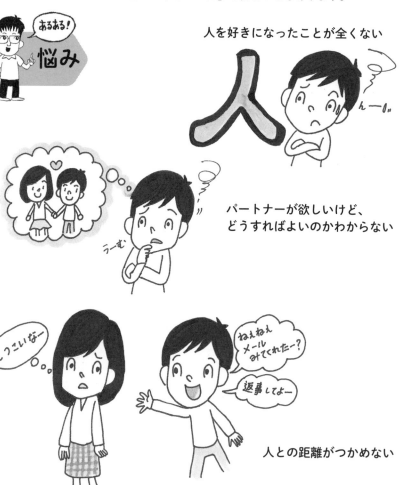

アドバイス

　発達障害の人は、恋愛感情が強すぎて積極的に突き進みすぎる人、または全く人を好きになったことがなくて結婚や恋愛をどうすればよいのかわからない人など両極端なことが多いです。学校や職場で雑談ができたり、好きな趣味の話ができるように目標をもちましょう。

　少しずつ会話したり、一緒にいることが安心な人を増やすことが、恋愛の近道になります。

自分が一緒に居てもよい異性と一緒に居てみる

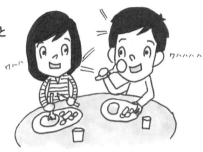

恋愛小説を読んで、一般的な恋愛の方法を学ぶ

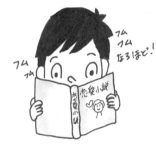

体の関係（セックス）をすぐに求めない

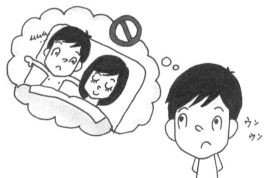

　体験しないとわからないことがたくさんあります。安心できる人といろいろと話をしたり、複数人で遊びにいくように誘ってみたり、何かアクションを起こしましょう。

7 コミュニケーションの大切さ

好きな人がいるけれど、どうすればよいのかわからずに、トラブルに発展したり、逆にドギマギしてしまい固まってしまったりする話を当事者からよく聞きます。

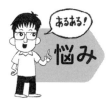

異性と仲良くなりたい・話をしたい

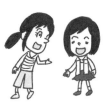
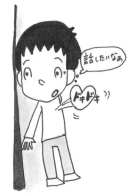

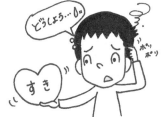

どうしたらよいのかわからない

話がかみ合わない

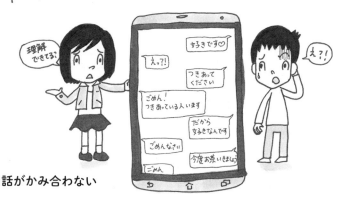

アドバイス

　恋愛でも友だち関係でも大切なことは、自分の話を聞いてほしかったり、自分のことをわかってほしかったりする気持ちが大きすぎて相手が引いてしまうことが多いようです。大切なのはことばのキャッチボールをすることで、相手に会話を合わせることから、練習してみましょう。

> 相手とよりよく会話ができるようになるために、①質問する、②話を聞く、③共感するという会話スキルは身につけましょう。

相手に質問をして、共通の話を探す

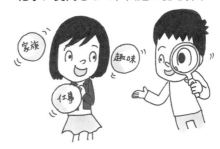

「うんうん」と相手の話を一生懸命に聞く

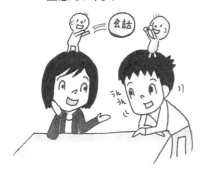

「そうなんだ」と共感する

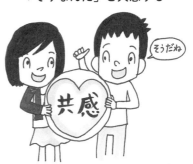

> 話が下手でも会話がかみ合わなくてもよいのです。ただ相手の声に耳を傾けなければ、相手は自分のことを見てくれません。相手あってのコミュニケーションです。

8 交際するときのコツ

　異性と仲良くなり、自分が告白したり相手に告白されたりして、付き合うことになる、そして、交際という形になるわけです。この順序も大切ですが本当に大切なのは、付き合った後です。発達障害の人は、付き合い方で悩むことになります。

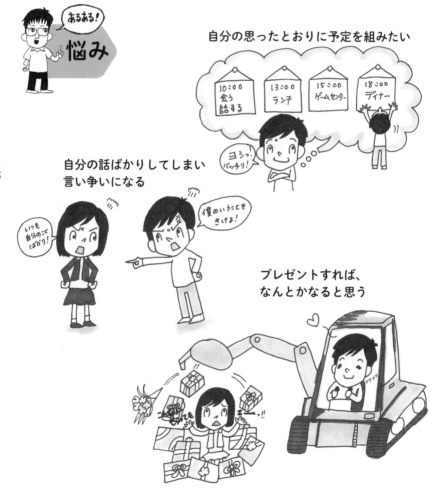

アドバイス

　付き合う場合に相手のことを考えたり自分のことを考えたり、一度にたくさんの情報が増えて混乱する人がいます。何をすればよいのか、何をしてはいけないのか、それはパートナーとよく話し合うことが大切です。お互いが心地よく付き合えるように工夫をしていきましょう。

> 「こだわりが強くてコンビニに1回は寄りたいんだ」など、自分の特性をある程度伝えてみましょう。

パートナーと一緒にルールを作る
「2人のルール」

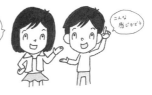

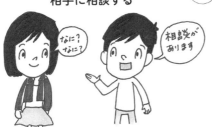

自分ひとりで決めず
相手に相談する

相手を「ダメだよ」と否定したり、
「そっちが悪い」と非難しない

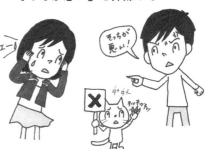

> お互いが無理せずに正直に話すことが、長い関係を作っていくコツです。どちらかが我慢すれば長続きするものではありません。相手も自分も大切にすることです。

9 相談相手を作る

　恋人ができ、相談する相手がパートナーだけになる人、頼りにしている親との関係がうまくいかず、相談できる相手がいない人など、パートナーや近親者ばかりに頼ってしまうと、相手が非常に負担になり、苦しい関係に変わってくることもあります。

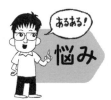

家族にもパートナーにもいえない悩みがある

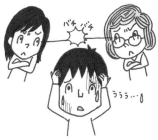

こんなちっぽけなことで相談してよいのか悩む

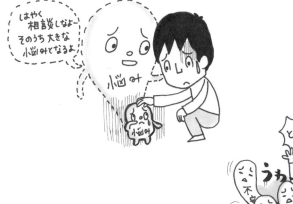

何をどうすればよいのかわからない

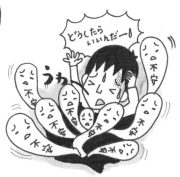

> アドバイス

大人になったら自分から「助けて」「悩んでいるけど……」と声を上げなければ助けてもらえないことが多くなります。「困っている」という本人からのことばがなければ、手を差し伸べてくれる人はなかなか現れません。

「誰かを頼ること」「支援を受けること」は、恥ずかしいことではありません。困ったことを話すことで、一緒に解決をしてくれる人を探しましょう。

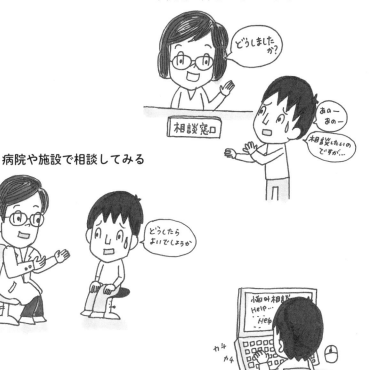

私も発達障害とうつ病の診断がおりたとき、いろいろな人に声を出すことができたならば、今でも精神薬を飲み続けて苦しい毎日を送ることはなかったのではないかと考えています。

10 恋愛と生活の両立の難しさ

「恋は盲目」ということばがあるように、恋愛をしていると、今自分のしなければならないことの優先順位が付けられず、相手に合わせた生活になってしまうこともあります。発達障害の人は恋愛で苦労している人も多いようです。

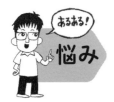

相手の予定を考えて自分の予定を組めない

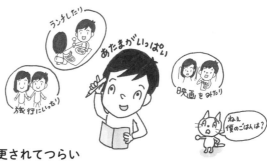

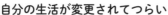

自分の生活が変更されてつらい

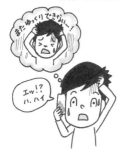

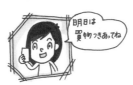

いろいろなことに口出しされて不機嫌になる

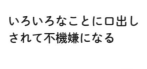

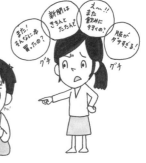

アドバイス

恋愛は極上のコミュニケーションです。自分の生活のリズムを作りつつ、相手にも合わせるということは、私も苦労しました。ある程度工夫をすることで改善することができます。自分だけ我慢すればよいというのは、間違っています。

> 突然キャンセルしたり変更したりすることは相手にとっても失礼にあたります。予定が変更したときには、予め相手に伝え、相談をしておきましょう。

自分の生活スケジュールを書き出す

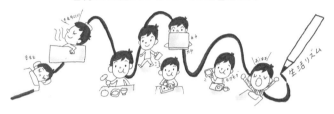

パートナーと相談して日にちを調整する

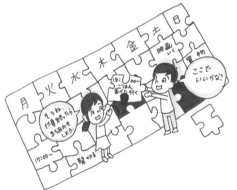

「調子が悪い」「忙しいとき」は別の日に変更する

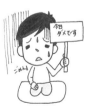
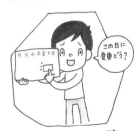

> 基本は、「話し合う」ことです。自分がしたいことを整理した後、相手の都合と擦り合わせをしましょう。自分もよく、相手もよい予定にしましょう。

11 共同生活

パートナーとの結婚や同棲によって一緒に生活する場合、生活習慣自体がお互いに異なっているので、ケンカになったり、トラブルになったりすることが多いようです。

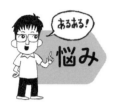

予定を勝手に決めてしまう

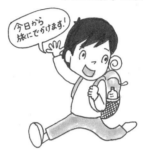
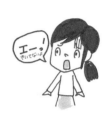

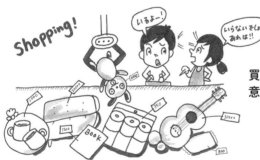

買うもの買わないもので意見が分かれる

ずっと一緒にいると気が休まらない

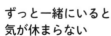
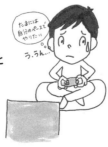
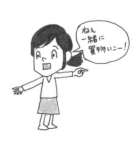

アドバイス

　発達障害の人は、共同生活をするにあたって、人と密接につながることを苦手とする場合が多いです。自分と相手の距離感やルールがあいまいですと、混乱してしまうこともあるでしょう。より具体的なルール作りをすると落ちついた生活ができます。

> 掃除、食事、洗濯、買出しなどの共有で行なうことは、あらかじめ相談してルールを作っておきましょう。

自分の時間と相手の時間を分ける

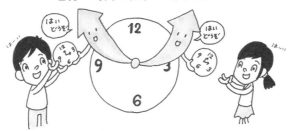

共有スペースと自分の
部屋を分けて、物を置く

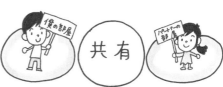

トラブルの際、「相手がこうだ」ではなく、
「自分はこうしたい」と話をする

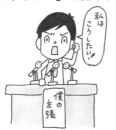
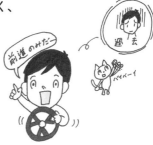

> 発達障害だから○○できないと主張し続けても、相手のストレスがたまるばかりです。私もそのような相手に手助けや支援を強要することが多かったと反省しています。

12 価値観の共有

「なんで私のことをわかってくれないの？」「どうしていつも叱られないといけないの？」とパートナーや配偶者とのトラブルで私もよく悩みました。「僕が感じたことはすべて理解してくれるものだ、だって僕を選んでくれたから」と思い込んでいたためです。

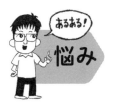

「私のことをわかってくれない」と思う

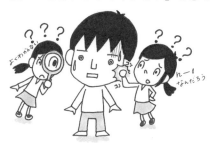

怒られたり指摘されたりしてつらい

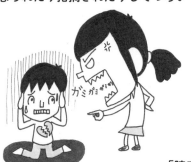

「障害でできないから」と相手に言えない

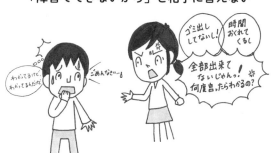

アドバイス

何がいけなかったのか、何がよいのかを話し続けることです。話し合うことでケンカになってしまうのであれば、支援者に助けを求めましょう。相手を否定してはいけません。

相手を理解しようとする姿勢がなければ、自分を理解してもらうことはまずありえません。

「あなたはあなた、私は私」と考えを分ける

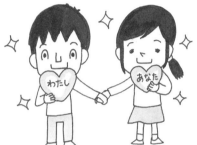

相手の話を聞き、何をしたかったのかリサーチをする

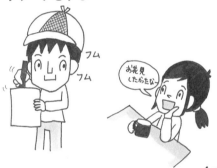

支援者に助けを求め、話し合う機会を作る

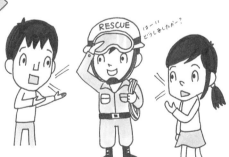

発達障害の人と一般の人とは、住んでいる世界が違います。価値観を一緒にすることが難しい場合があります。お互いが尊重しあう関係をもとうとする努力は必要です。

13 ギブ＆テイクの関係

　発達障害の人は、対人関係が苦手だったり、コミュニケーション自体が苦痛の人もいます。そして対人関係を続けていくことが課題となるのです。

自分の好きなタイミングで人に関わろうとする

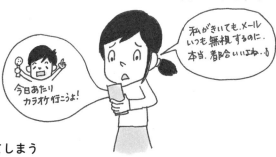

自分の要求だけしてしまう

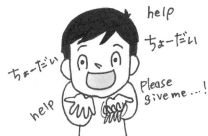

相手に無理矢理押し付ける

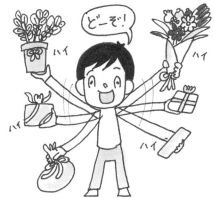

アドバイス

コミュニケーションは、ギブ＆テイクです。人と関わるときには、相手に情報や物や共感などを「与えてもらう」ばかりだと一方通行になってしまいます。

相手が喜んだり、相手が嬉しくなったりすること、役立つことをしてあげることが何よりも大切です。

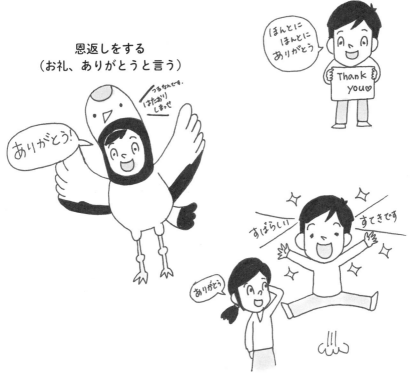

感謝のことばを伝える
（ありがとう、うれしかったです）

恩返しをする
（お礼、ありがとうと言う）

ことばを返す
（褒めてもらったから自分も褒める）

支援も会話も、もらってばかりはいけません。相手がしてくれた分、自分からも返すことが大切です。たとえ不器用でも、苦手であっても、何か自分なりにできることを探して伝えていきましょう。

14 子どもを産んで育てる

　結婚の次に悩むのが出産・子育てです。女性では子どもを産むこと、男性ではパートナーに産んでもらうことなど、これからの将来のイメージがもてない人もいて、不安にかられるようです。また生活リズムが変わったり、我が子という新たな対人関係を好まない人もいます。

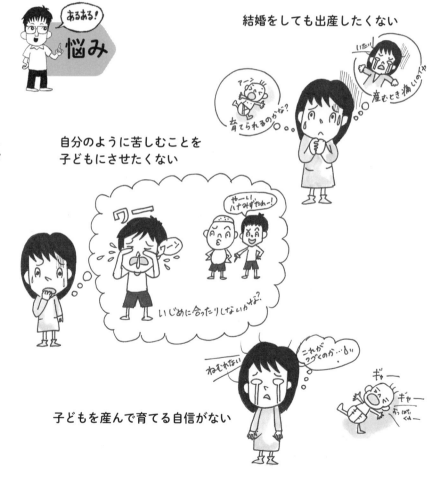

アドバイス

　当事者個人の結婚や出産の考えをダメというつもりはありませんし、産まないというのもひとつの選択肢だと思います。しかし、子どもを産んで育てることで、いろいろな良いこともあるということは知っておいてください。

　子育てを通して、自分も成長したり発達したりする面が出てくることは確かです。子どもの泣き声が苦手な人も、わが子の声だけは聴覚過敏がない人もいます。

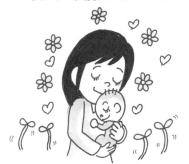

愛情が芽生えたり、いとおしい気持ちが出てくる

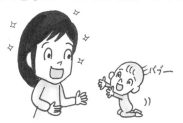

目を合わせることなど、今まで苦手だったことが苦痛でなくなる

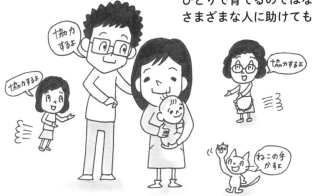

ひとりで育てるのではなくて、さまざまな人に助けてもらえる

　パートナーと2人だけで育てるわけではありません。保健師さんなど助けてくれる人や支援の制度があるので、安心して子育てに取り組むのもよいのではないでしょうか。

我が子に対する思い

　以前、私は結婚していました。結婚したときは診断はありませんでした（結婚4年目で診断がおりたと思います）。もちろん発達障害の特性はたくさんあり大変なこともありましたが、結婚することができました。そして28歳の頃、子どもができました。それはうれしかったことを覚えています。それまで、子どもは可愛いなぁと思う程度で、そこまですごく好きでも、すごく嫌いでもなかったように思います。

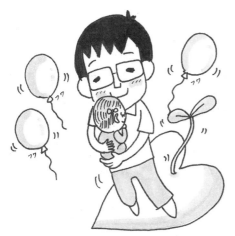

　それが、子どもが産まれてみて、気付いたことは、今までにはなかった我が子だけにしかない感情が芽生えたのです。今まで硬かったカチカチの心が、産まれたばかりの我が子を見て触るだけで、ふわふわした感情になって、空にも飛んで行きそうな感覚になりました。人と接するうえで感じたことのない感情でした。

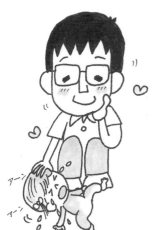

　私は学生時代も社会人になっても、人とは全く異質な感覚をもっていました。「人と一緒にいても安心できない、いつも心がはなれている」という苦悩がありました。誰といても疲れる、でも皆といなければならない苦しさは、想像を絶するものでした。

　しかし、娘が産まれてから、人と一緒に生きていくことの素晴らしさに気付くことができました。子どもの泣いた顔や笑った顔が、とてもいとおしく思えるようになったのです。自分が変わることができたのは、娘のおかげだと思っています。

今は、離婚をして、時々しか会えなくなって、とてもさみしいですが、娘と心はいつも一緒であると心に言い聞かせています。

　ぼくのところに、うまれてきてくれて、ありがとう。
　ぼくは、発達障害という障害をもっています。
　ぼくのせいで、あなたを上手に子育てできなくなって、
　パパがいなくて、ごめんなさい。
　遠くから、見守っているよ。本当に愛してる。ありがとう。

　人と関わることが苦手な障害者の私に、人の愛情を教えてくれた6歳の娘を心より愛しています。

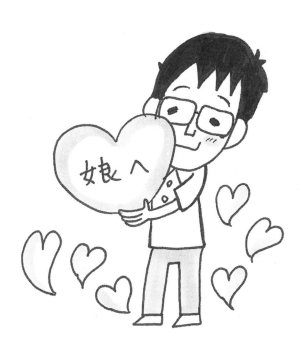

> コラム5

当事者・支援者として　吃音と発達障害

　私は吃音の当事者でありながら、吃音の方や発達障害の方の支援をする言語聴覚士でもあります。

　発達障害の方にとって吃音ということばは、なじみがない方もおられると思います。吃音とは、ことばのしゃべりはじめを繰り返したり、引き伸ばしたり、詰まったりすることで、話すことへの不安が生じ、適応的に社会参加をすることが難しくなる状態をいいます。ことばが非流暢であるということだけでは吃音と呼ばれません。

　2011年の第83回アカデミー賞で作品賞など4部門を受賞した『英国王のスピーチ』の主人公や2016年のドラマ『ラヴソング』のヒロインも吃音です。

　発達障害と吃音の共通点は、大きく4点あると思います。

　1点目は、発達障害者支援法の対象であるということです。発達障害者支援法の第一章、第二条の発達障害の定義に「自閉症、アスペルガー症候群その他の広汎性発達障害、学習障害、注意欠陥多動性障害その他これに類する脳機能の障害」とあります。この中の「その他これに類する脳機能の障害」のところに吃音が該当します。ですので吃音は発達障害の仲間ともいえます。このことは政府広報オンラインのホームページの中にも明記してあります（http://www.gov-online.go.jp/featured/201104/contents/rikai.html）。

　2点目は、見た目からは障害の苦しさが想像されにくいことです。私の講義で、言語聴覚士を目指す学生に私の体験も含めて吃音のことを話すと、「吃音の方がことばのこと以外のいろいろなことに悩んでいるとは思わなかった」という意見が毎年のように聞かれます。目に見え、耳に聞こえる問題であれば、そこから起こる生活の困り感を想像はできますが、その問題から派生して起こってくる苦しさまでは、想像しにくいということを表していると思います。

　3点目は、周り人の理解により生きにくさが変わってくることです。周囲の理解や協力が得られないと二次障害として、心の病気を発症することがあります。周りに理解してくれる人が多ければ多いほど、その本人にとっての環境は良くなります。そのことからも、学校教育の中でも差別にならないように吃音や発達障害についての啓発授業を行なっていただくことを強く望みます。私たちは悪気なく周りの人と違うしゃべり方、見え方や感じ方をしてしまうのです。

最後に 4 点目は、障害からくる症状の重症度と、当事者の困り感は必ずしも一致しないところです。吃音の場合もことばの症状の軽い方は悩みが少ないというわけではないのです。ことばの症状が軽い方でも、仕事や学校を辞めたいという方もおられます。

次に支援者として気を付けていることを述べます。

吃音の方には声の出し始めをソフトにしてもらったり、学習障害の方には漢字の位置関係や構成要素を言語化してもらったり、注意欠如多動性障害の方には相手を尊重しながら自分の気持ちや考えを伝えてもらうなどの機能的な向上はもちろんですが、自分自身の存在を長所だけではなく、短所も含めて認め、「自己肯定感」を下げないことが前述の心理的な二次障害の対策として大切です。

障害を抱えながら、しなやかに生活していくためには、また自分とどのように折り合いをつけていくかは、以下のようなことがヒントになるのではないでしょうか。

①ついネガティブな感情を反芻してしまうなど自分の捉え方の「癖」を知ること（破局的な見方、全か無かの思考、過度の一般化、感情的判断、自己関係付け、思いつきによる推論など）、②一般的な感情と行動のメカニズムを知ること（怒りという感情があると攻撃的になりやすい、恐れがあると逃避しやすい、不安があると回避しやすい、恥ずかしいと感じると隠しやすい）、③思い込み・とらわれを対処すること（今思い浮かんだことの他に別の捉え方はできないか、その思い込みが役に立ったことはあるのか、そのとらわれに変えられる側面はないか）、④他者との比較ではなく自分なりの小さな成功体験を大切に積み重ねること、⑤ひとりで抱え込まずに、なんでも相談できるサポーター的な存在を確保すること（自分の「強み」を教えてもらったりできる。難波さんが主宰されている山陰発達障害当事者会スモステの会などもとても有用だと思います）、⑥気晴らしを見つけること（ウォーキングやヨガなどの運動系、カラオケ、楽器演奏や音楽鑑賞などの音楽系、意図的に今この瞬間に意識を向けて行なうマインドフルネス呼吸などの呼吸系、悩んでいることをすべて紙に書き出したりする筆記系）。⑦振り返りをすること（ストレスフルな状況を克服した後にその体験を振り返ることは、同じような状況に遭遇したときに役に立ちます。一見、ミスとも思えることも、すべてがマイナスの要素からできていることはなく、その状況を分析的にみて、絡み合った糸をほどいてみる作業が大切です）。

（松江総合医療専門学校言語聴覚士科　糸原弘承）

当事者＆心理士一問一答

病院編

1 病院に行く意味

「親が私の薬をもらいに行っているから行かなくてもよい」「なぜ定期的に小児科や精神科や心療内科に行かないといけないのか」「病院の医師に何を話せばよいのかわからない」など、発達障害の人は、病院に行かなければならない理由を理解しないまま悩んでいることが多いです。

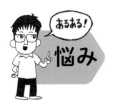

親が話すから自分は行かなくてもよい

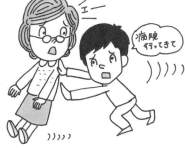

なぜ行かないといけないのか疑問

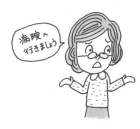
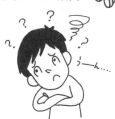

何の話をすればよいのかわからない

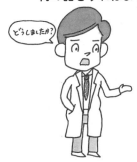
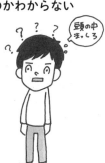

アドバイス

当事者それぞれが病院へ行く意味は異なります。自分は困っていなくても周りが困っているため、病院の医師に相談する場合もあります。薬が必要であれば定期的に病院に行って、診てもらう必要があります。

> 疑問に思うときには、親に理由を聞いてみましょう。それでも納得できなければ、病院の医師や看護師などに直接聞いてみてください。

薬が必要である

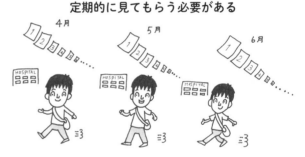

発達障害は1カ月に1回など定期的に見てもらう必要がある

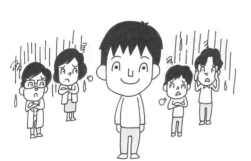

自分は困っていなくても周りが困っている

> 発達障害は脳の障害です。心や体の状態が良くなって改善はしますが、完全に治ることはありません。病院で定期的に見てもらう必要があります。

② 病院受診で相談するコツ

「医師の前で何をどれから話したらよいのかわからない」ということが私にもありました。まず何から話をすればよいのか、困っていることはなんだったかを診察時に忘れてしまって思い出せないことが多くありました。

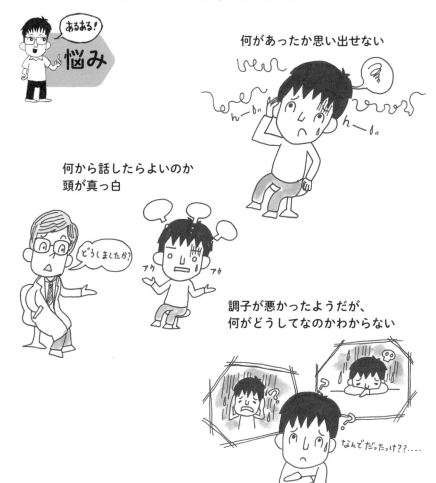

アドバイス

「体調が悪い」と言っても医師は何がどこまでつらいのかわかりません。いつぐらいから、どのぐらい体調が悪くなったのかをある程度メモをしておくことが必要です。そうすればパニックが多いのであれば対処の方法を相談できますし、薬の調整がうまくいくことも多いです。

具体的に伝えるようにします。また診察時間が 10 分しかないときもあるので、そのために 10 分程度で簡単に話せるようにメモをしておきましょう。

睡眠時間や眠れない日が何日あったかメモする

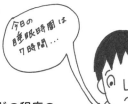

パニックや不安になった日は 0～10 のどの程度のパニックだったかメモする

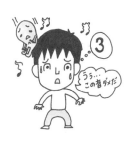
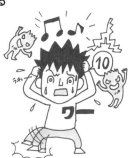

疲れた日にどう対処したかをメモする

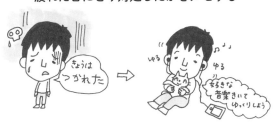

自分で説明することが難しい場合には、親やパートナー、学校の先生や支援者に同席をお願いしたり、文章を書いてもらったりして診察をすると、医師に的確に伝えることができるでしょう。

3 二次障害になる兆候

　二次障害とは、睡眠障害、うつ病、社交不安障害、双極性障害などの他の精神病にかかるというのがおおよその意味です。二次障害になる手前のカウンセリングや相談を受けていく中で、代表的な不調を紹介します。

周りの人の目が異常に気になる

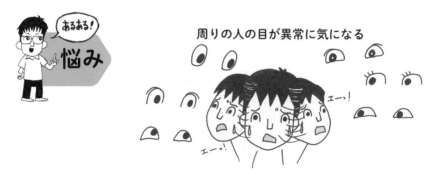

夜眠れなくなる

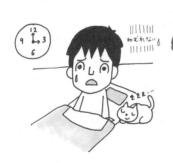

心の落ち込みが2週間以上続く

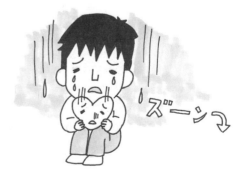

アドバイス

調子が悪くなってきたときには、早めに病院や支援者、学校の先生に相談することをお勧めします。ガマンすればなんとかなる、そのうち良くなるだろうと放っておくと取り返しがつかないほど、心の状態を悪くしてしまう場合があるのです。

気合や根性でなんとかなる確率は低いです。誰かに頼って、問題を整理して、解決に向かう必要があるでしょう。

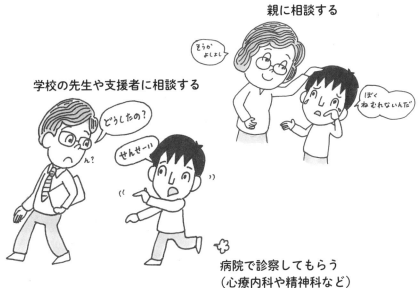

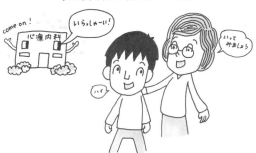

私はうつ病になり睡眠障害で眠れなくなりました。薬を飲み始めて落ち着きましたが、まだ薬がないと生活ができません。もっと早く病院に行けばと今は後悔しています。

4 二次障害の改善法

　二次障害になると、発達障害の生きづらさに加えて心も体もつらくなってしまいます。普段からつらい状態でいると、どうしても自分のことを悪くした人をうらんだり、どうにもならないことを悩んでしまったりします。

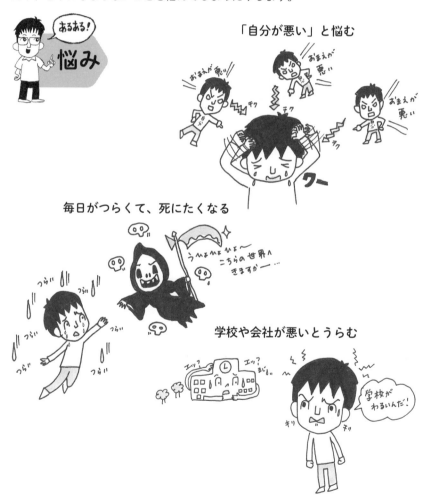

アドバイス

悩んだり、死にたくなったり、うらんだりしても、二次障害はよくなりません。むしろ悪化することの方が多いです。しかしつらくてつらくてたまらない考えを無視しても仕方がありません。二次障害には必ず心や体が変化する波がありますので変化する波のきっかけを知ることが必要になってきます。

自分の心や体を不安定にさせるきっかけを探していきましょう。何が原因で体の不調が出てくるのか傾向をつかみましょう。

つらい時間や季節を調べる

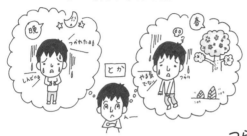

つらいときが朝でかける前か帰宅後なのかを知る

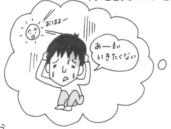
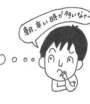

出会うと嫌な気分がする人を知っておく

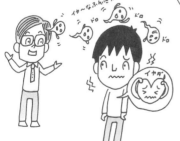

二次障害の付き合い方のあくまで一例です。いろいろな方法がありますので、病院の医師や心理士のカウンセラー、支援者に相談し、情報を集めましょう。

5 薬を飲むか飲まないか？

　精神薬を飲んでいる当事者もいれば、飲まないと決めている当事者もいます。精神薬は飲まずに〇〇療法で発達障害は治る・改善するという情報まで耳にします。飲めばよいのか、飲まなくてもよいのか、わからなくなってしまいます……

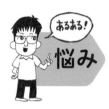

精神薬は「こわいもの」という偏見

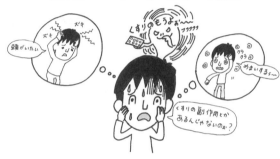

「一生飲み続けるのか」という不安

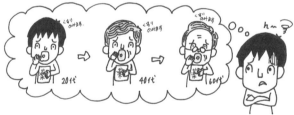

「我慢すればよい」と考えてしまう

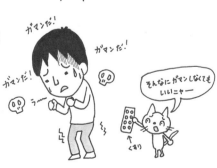

アドバイス

私は精神薬を飲むか飲まないかという考えはしません。「生きやすくなるか・生きやすくならないか」という点で私は自分で考えた上で、精神薬を飲むことに決めました。今は睡眠薬やストラテラなどの精神薬を飲んでいます。

薬の情報をきちんと調べて、いろいろな人と相談した上で、最終的に飲むか飲まないかは自分で決めましょう。

飲むか飲まないかは自分の責任

薬のことを支援者や家族によく相談する

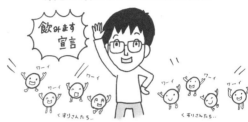

飲まない分は、環境を整える工夫をする

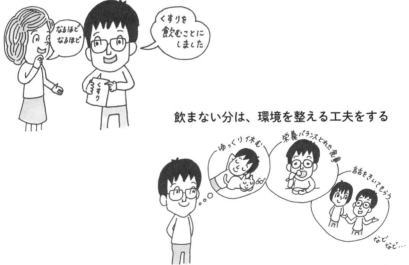

私は薬を飲むことで、生きづらさは少し改善されたと思います。当分は薬を飲み続ける予定ですが、徐々に薬は減らしていけたらと思っています。

> コラム6

支援者として　思春期の発達障害

・症状のこと

　難波さんの診断は、DSM-5と言われる診断基準で言えば、自閉スペクトラム症＋注意欠如・多動症です。対人的相互交流においてストレスをため込みやすく、その結果、二次障がいとして、抑うつ状態などを呈しやすいという診たてをしています。

　知的な問題はなく、一見すると「普通」に応答されるので、コミュニケーションの苦手さは目立ちません。しかし本人としては精一杯周囲に合わせていて、いつも息切れしそうな状況であったと思います。発達障がい的な振る舞いを明らかには見せられないので、周囲に「ミスが多く怠けている」などと誤解を与えてしまうかもしれません。

・二次障がいの見立て、治療、投薬

　自閉スペクトラム症の方は、特に人と接する場面でストレスを溜めやすいと思われます。また、自身のストレス状態に敏感または鈍感な場合があり、急に強い抑うつ状態を呈することがあります。難波さんも普段は非常に活動的ですが、急に電池切れのような状態になります。仕事や講演などでスケジュールが過多になっていることがあり、そういう場合は、積極的に休息の時間を作ったり、講演がないオフシーズンを作るようにアドバイスをしています。抑うつ症状にて、意欲の低下が目立ち、思考がスムーズに行なえないときもあり、抗うつ薬（SSRI・スルペリド）を処方しています。不注意症状が幼少期より存在し、忘れ物が多いことを担任から注意されていたため、注意欠如・多動症も存在していると考えました。注意欠如・多動症の治療薬である選択的ノルアドレナリン再取り込み阻害薬：アトモキセチンも処方しています。不注意症状には一定の効果があるものと考えていますが、当然ながら薬物療法だけですべての困難さが解決はしません。薬物療法は症状を緩和し、生活が回りやすいように補助的な役割を果たすものと考えています。

・当事者に向けてのメッセージ

　成人になってから初めて、「自分は（あるいは家族が）発達障がいではないか？」と考えて、医療機関を受診される方が増えつつあります。メディアを通して社会的

関心が高まっていること、薬物療法の選択肢の増加、診断基準の変更などが、さらに拍車をかけているようです。発達障がいが連続体（スペクトラム）として捉えられるようになり、発達特性をもつ人は、社会に多く存在することも知られるようになりました。小児期からフォローされている人に比べて、成人で初めて特性に気付き、診断を受ける場合は、それまでの自分自身と、診断を受けた後の自分で、混乱が生じる場合があります。これは本人を取り巻く周囲の人にも言えます。小児期に比べて、より複雑な人間関係・社会的役割が既にあり、本人に適したオーダーメイドの、対話的で継続的な関係性の構築が医療機関に求められます。

　発達障がいは、「障がい」というよりは「特性」をもっている人が、周囲の環境の中でストレスを感じて、「障がい」という状態に陥りやすいものと考えています。「特性」があっても、「障がい」にならずに、社会生活を楽しむことが重要だと思います。そして、発達障がいの支援に係る医療・福祉・行政・教育などの関係者は、その目標に向けて寄り添って一緒に伴走するような関わりが必要なのだと思います。

　難波さんのように、当事者からの視点で話をする、専門的な知識をもった人がいることで、発達障がいの世界を垣間見ることができます。発達障がいの特性で、「想像力に乏しい」と言われることがありますが、そうした発達障がいの方の世界に触れて、自分とは違う価値観や考え方、感じ方があることに想像をめぐらしてみることが、発達障がいとは言われていない方のサイドには必要なことなのかもしれません。皆が想像力を広げて、もっている能力を互いに理解し、その能力を十分に発揮し、個性を輝かせ、充実した人生を送ることが保障される社会であってほしいと思います。

（鳥取県立総合療育センター精神科　佐竹隆宏）

当事者＆心理士一問一答

7

障害理解・
受容編

1 生い立ちを整理する

「僕は発達障害なんです」「サポートや支援をしてほしい」と言っても、一般の人や支援者からすれば、何をどうサポートすればよいのかわからないことがあります。また「私は障害があるけれど、どこが障害なのか」と疑問に思うことがあります。専門家でもその人のことをよく知らないと上手な支援ができません。

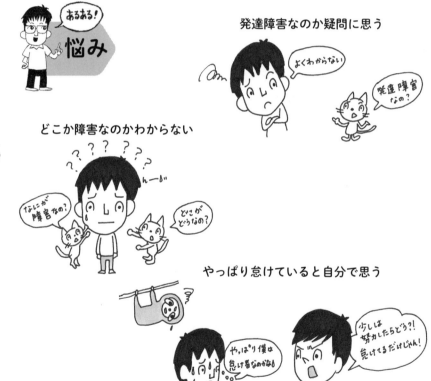

アドバイス

　良かった記憶・悪かった記憶を小学校の頃からゆっくりと振り返ってみましょう。皆と一緒にいるのが嫌だったこと、聴覚過敏があってつらかったこと、友だち付き合いがうまくいかなくて一人ぼっちだったことなど、自分の人生を振り返ることで、自分のことをさらに深く知ることができます。

　自分の過去の嫌な体験まで思い出してしまう人もいます。医師やカウンセラーと一緒に、治療の一環として相談しながら取り組むことも必要です。

写真や動画を見ながら思い出す

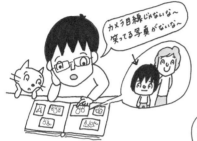

通知表や連絡帳を見ながら思い出す

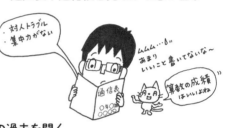

父や母、学校の先生から自分の過去を聞く

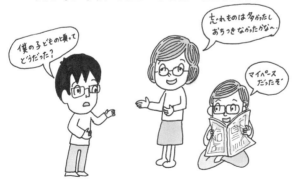

私も過去を思い出すことはつらかったです。振り返ることで、周りと比較して焦ることがなくなり、じっくり工夫しながら生きていこうと楽になりました。自分の人生は自分だけのものです。

2 得意・不得意を知る

　診断だけ伝えられ「僕は発達障害だから無理だ……」「僕は障害があるから何も自信がない」「適切な支援を受けなかったからこんなに今がダメなんだ」と嘆く方を時折見かけます。診断のことばかり、気になってしまって、本来頑張らないといけないことを障害のせいにしてしまう場合もあります。

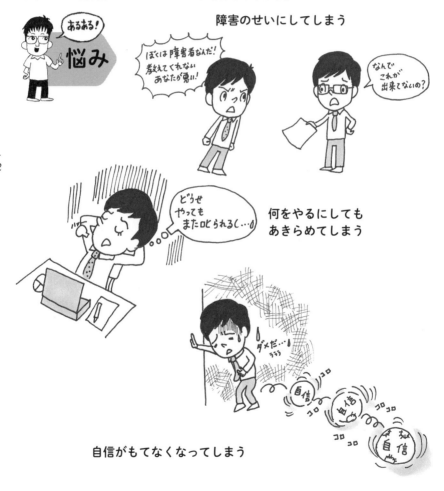

アドバイス

自分が得意なことや苦手なことを整理しておくことが大切です。脳の障害ですが、対応や工夫をしていくことで、発達し成長していきます。障害だから何もできないというのは誤解です。

自分が何者なのか、どういう性格なのかを知りましょう。自分を責めるわけでもなく、周りのせいにするわけでもなく、中間的に考えることがコツです。

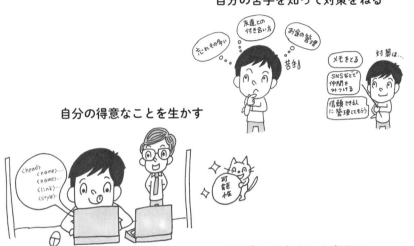

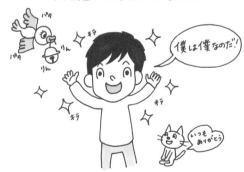

私も最初は「障害だから」「周りの理解がないから」と思っていましたが、それでは何も状況は変わりません。少しずつでも自分を変えていく必要があります。

3 合理的配慮とは

　当事者を訓練して、当事者に関係する人たちにも発達障害の理解を求めていきましょうというのが、これまでの時代の流れでした。障害があることで、差別を受けたり、偏見をもたれたりする時代でもありました。

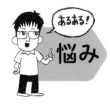

障害だからという理由で差別を受ける

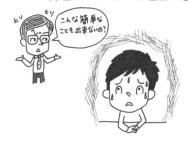

障害の部分をトレーニングして改善しよう

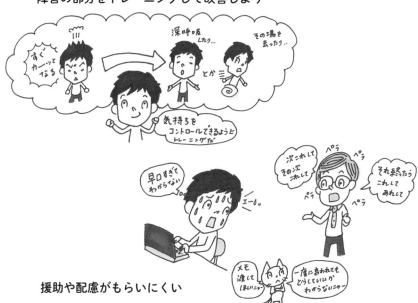

援助や配慮がもらいにくい

アドバイス

　平成 28 年 4 月から、障害者差別解消法と改正障害者雇用法により、障害者の権利が守られる制度（差別の禁止、合理的配慮の提供義務など）になっています。施設や学校、会社などどこでも適用されます。

　合理的配慮とは、簡単に言えば「勉強や働くときなどに、頼めばお手伝いがもらえる」ということです。

「あなたは障害だから○○はダメ」という差別の禁止

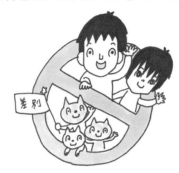

合理的配慮を受けられる

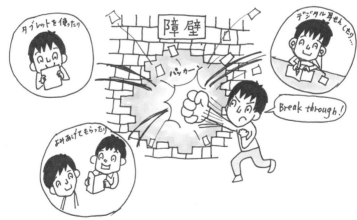

　当事者として診断を社会に伝えやすくなったという利点がありますが、相手側に命令しないように、まずは「○○してもらいたいのですが、できますか？」などと、まず相談することが大切です。

4 障害を受け入れる

「障害って言われるけれども認めたくない」「私は頑張ればできるはずだ」「社会がこんなんじゃなかったら、もっと理想どおりに生きていけるのに」と思う人もいます。障害がデメリットでしかないと感じる人もあります。そういう人は世界が終わるぐらいつらいことなのです。

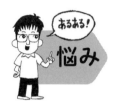

親や医師から言われたが、障害を認めたくない

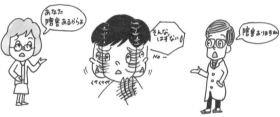

もっと普通にできるのではないかと考える

外国ならばやっていける

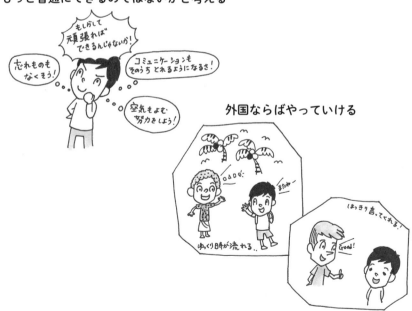

アドバイス

　発達障害というのは、障害であると同時に「発達凸凹」といわれることもあります。自分の中で、できるところとできないところのバラつきが激しいというのが、この障害の特性です。苦手なことばかり目に付く場合もありますが、逆にその反面良いところも必ず存在します。

> 自分にとって何が心地良かったか、心が穏やかになったかなど自分視点で考えましょう。

発達検査や知能検査から、自分の得意なところを支援者と一緒にみる

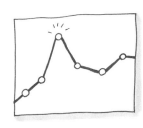
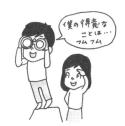

自分のできるところを親から教えてもらう

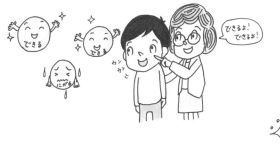

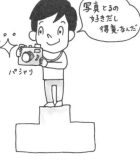

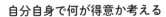
自分自身で何が得意か考える

> 障害の部分（自分のできない部分）を突き詰めても苦手なことはなくなりません。自分の障害を見つめるときには、凹（苦手意識）よりも凸（まあよい感じのもの）を見つけることが先決です。

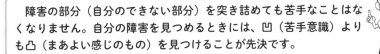

7 障害理解・受容編

5 なまけと思わない

「私はなまけているから、ダメなんだ」と悩んでしまうことは多いでしょう。失敗すると自分を責めてしまいがちになってしまいますが、時間をかけながら「できる・できないがあるよね」と考えることによって、自分を客観的に見つめることができるようになります。

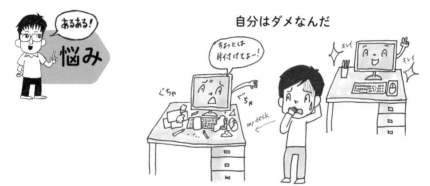

自分はダメなんだ

自分の失敗＝なまけている

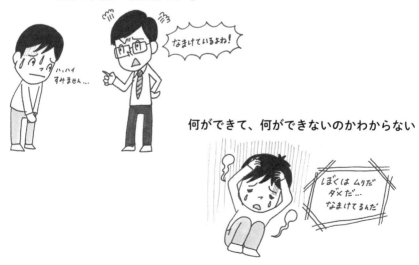

何ができて、何ができないのかわからない

アドバイス

「あなたにはできること、できないことがあるだけで、別になまけているわけではないんだよ、だって今を一生懸命生きているよね」と、私はアドバイスしています。責められているわけではなくて、自分が変われるチャンスだと思うことも心を落ち着かせる方法です。

気持ちを整理することはたいへん重要です。ゆっくりと自分の「できること→頑張ること」「できないこと→手伝ってもらうこと」を探していきましょう。

書き出してみる

できないことは助けてもらう

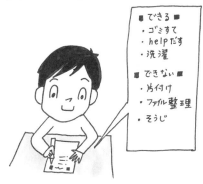

できることとできないことのリストを作る

「障害かなまけなのか」を考えることは意味がありません。それよりは、「できることがあって、できないことがある」と考え、できるところは頑張り、できないところは助けてもらえばよいことなのです。

6 障害を理解してもらう

「僕のつらさを全然わかってくれない」と親や支援者、友人、パートナーに思ったことはありませんか？ また周りから「そんなの私にもある」「昔はそんな人が大勢いた」といわれたことはありませんか？ 発達障害の人は説明が上手な人ばかりではなく、誤解されたままになってしまうことも多いです。

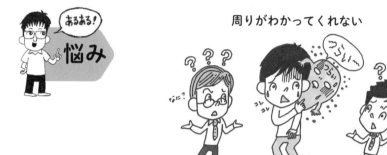

周りがわかってくれない

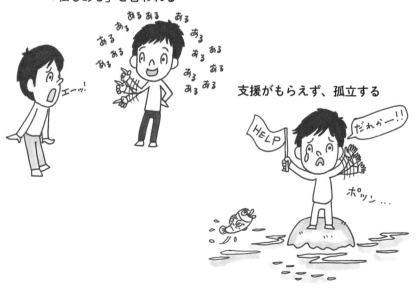

「私もある」と言われる

支援がもらえず、孤立する

アドバイス

発達障害は見た目では非常にわかりにくい障害です。医師や支援者が詳しく聞いていかないと障害であることすら、見過ごされてしまうこともあります。自分のことばで、どういう所が苦手か具体的に伝えていく必要があります。

> 自分のことをよく知ってくれる人や支援者、仲間から対人関係の輪を広げていきましょう。まずは、自分を大切にしてくれる応援団を作っていくことが大切です。

仲良くなった人にだけ障害があると伝える

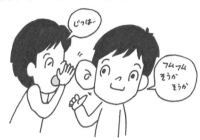

サポートブックを作って見せる

医師や支援者から伝えてもらう

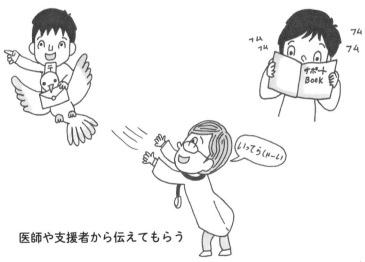

> 誰でもかれでも障害を知ってもらう必要はありません。「わかりあえない」こともあります。自分が信頼できる人に障害を告知することが安全です。

7 障害理解・受容編

7 支援を求める

　当事者の間でも「あの人はうまくいっているなぁ」とグチを言い合うことがあります。「周囲に理解があるから」という理由はもちろんですが、障害があってもうまく対人関係を取れる人と取れない人の差はなんでしょうか。

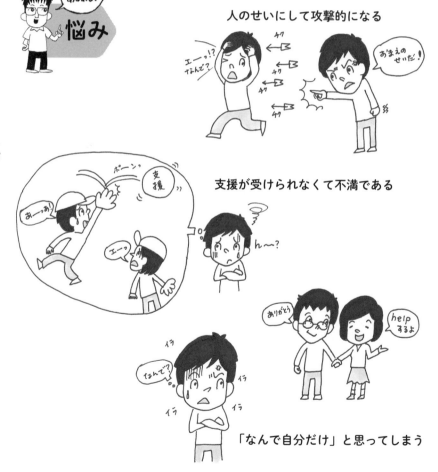

アドバイス

　ナチュラルサポート（障害あるなしに関わらず自然な形での援助）を受けられる人はいます。私も何人かお会いしましたが、共通する部分があります。

　援助を受けられるように、全力で人に頼って、そして自分からも「ありがとう」と言える人は、いろいろな助けをもらっていることが多いです。

明るい・おおらかな人

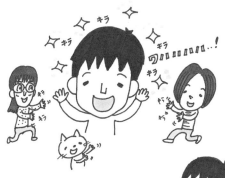

素直に援助を受け入れる人・援助を求める人

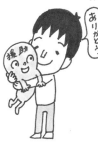
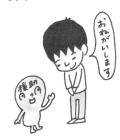

人に頼れる人

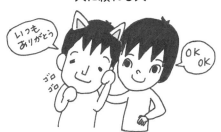

　上記の人以外をダメだと否定するつもりはありません。当事者同士で違いがあることを知った上で、自分なりの人との接し方を考えていくことが大切だと思っています。

8 恩返しをする

「支援をしてくれなきゃ学校に行けない」「職場に理解がないから働けない」などと不満を聞くことがあります。また対人関係でも「自分の好きなタイミングで相手と付き合いたいし遊びたい」「友だちができない」などの悩みがあると思います。そうしたことはすべてコミュニケーションの問題です。

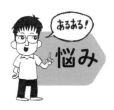

支援が欲しいけれどもらえない

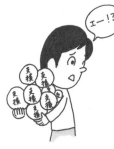
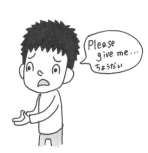

相談するけれど解決しない

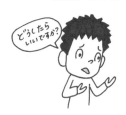
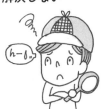

対人関係が築けない

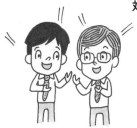
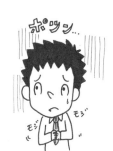

アドバイス

　コミュニケーションは「ギブ＆テイク」です。自分から何か差し出さなければ、相手は何もしてくれません。支援を受ける当事者も支援を返す（恩返しをする）ことも必要です。

> 支援は当事者の権利ですが、当たり前のものではありません。相手も人間です。感謝されたいのです。

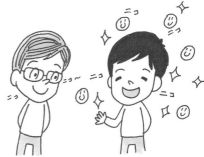

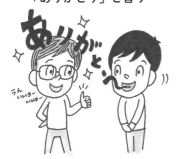

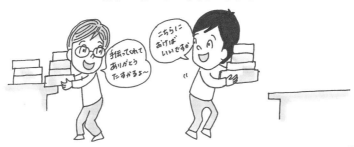

> 私も対人関係の障害がありますが、支援や手助けをしてくれる人に対して、いつも「お礼」を返しています。笑顔だったり、ことばであったり、お土産だったり、自分のできる最大限のことをしています。

9 自分で努力をする

　自分ひとりで全部やることは不安です。しかし全部人に任せて援助してもらうのも変な話です。将来大人になったときに、「私はどうすればいいの？」と家事、お金の管理や勉強など、ひとりで悩むことになるかもしれません。

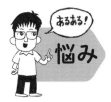

援助が受けられないとできない

ひとりだと何をしたらよいのか不安になる

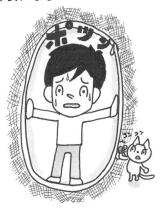

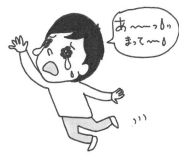

どう工夫したらよいのかわからない

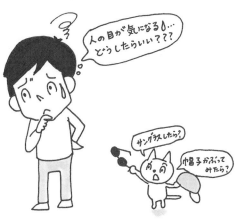

アドバイス

自分で努力することも当事者には必要です。全部ひとりで取り組む必要はありませんが、まずはやってみることが必要です。何もかもやってもらうことは、極力やめましょう。

チャレンジして初めて援助やサポートの必要性を支援者が気付くかもしれません。失敗してもくじけずにチャレンジしてみましょう。

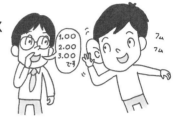

不安なときは、手順や流れを聞く

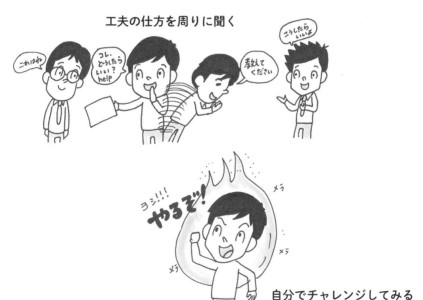

工夫の仕方を周りに聞く

自分でチャレンジしてみる

なまけるわけでもない、しかし頑張らないわけでもないことが大切です。自分からチャンスをつかむことが大切です。援助をもらいつつも、自分でできることは少しずつ増やしていきましょう。

7 障害理解・受容編

10 当事者の世界は周りと違う

　当事者が生きている世界は、一般の人とは生きている世界が違っているようです。周りの人から責められたり、注意されたりしても当事者は、気が付かない場合も多いです。

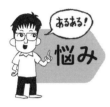

「もっと自分を受け入れなさい」と周りから言われる

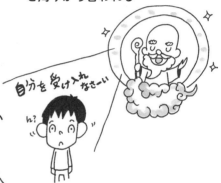

障害のことは親や支援者は知っているのに、自分だけ知らない

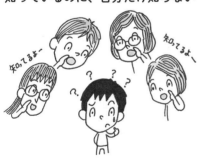

何が得意で、何が苦手か自分は知らないが、周りは知っている

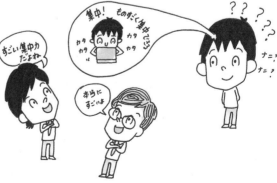

アドバイス

　発達障害の世界と一般の人が感じている世界がどう違うか、正直に聞いてみることをお勧めします。一般の世界に興味を示すことで、自分の知ることのなかった新たな世界を確認できます。

　一般の人や親が知っていて、自分が知らないことがあってもよいのです。自分の世界が違うということは、周りの人から教えてもらえないと気付きません。

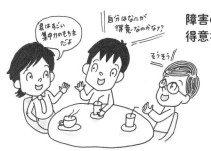

障害のこと、得意なことを周りに聞いてみる

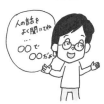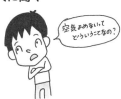

一般の人は、どうなのか信頼できる人に聞く

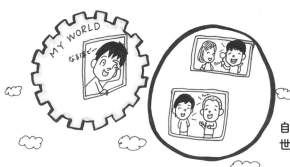

自分の世界と一般の人の世界の違いを知る

7　障害理解・受容編

　できることやできないことをありのまま見つめ、一般の人の世界を知ることで、自分の世界と周りの世界との区別ができるようになります。

11 才能や良さに気付くこと

「良いところなんてない、自分は何もできない人だ、だって障害だから」と悩んでしまうこともあるでしょう。自分の苦手な部分ばかり目についてつらくなり、どうすることもできないとつらい日々が続くことがあります。

周りと比べてしまう

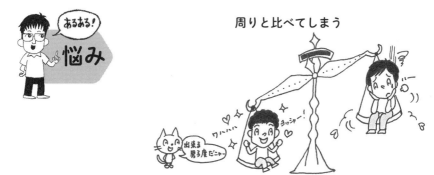

「自分は何もできない」と思う

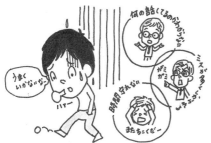

障害だからとあきらめる

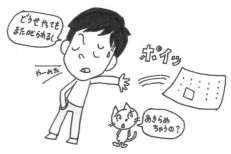

アドバイス

　自分の良さってなんでしょうか。人と比べてもわかるはずもありません。できる人をうらやんでも、できない人を見て「自分はどうなのか」と思っても、今の状況は何も変わりません。どう感じて、どう生きるかは自分次第です。

　発達障害の人は、「過集中」「アイディア名人」「博学」「切り替え名人」など才能のある種を誰もがもっています。

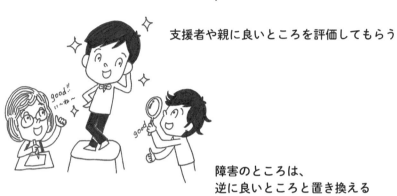

支援者や親に良いところを評価してもらう

障害のところは、逆に良いところと置き換える
（忘れっぽい→嫌なこともすぐ忘れる）

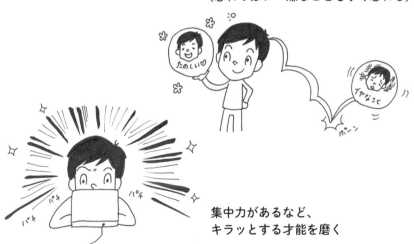

集中力があるなど、キラッとする才能を磨く

　私は30歳になって診断が降りて、そこから自分の良いところや才能について見つめ直しました。「これはいけるぞ」という自信がつくだけで、「人生生きててよかった」と思うことが増えました。

12 ありのままに見つめること

　発達障害の人は、考え方が偏ってしまいがちです。「私はダメだ」と自分を罰する（自罰タイプ）や、「相手が悪い」と人や環境を責める（他罰タイプ）や、その両面を持ち合わせているタイプもあります。どうやら中間がなく、針が振り切れるように感情が動く人が多いようです。

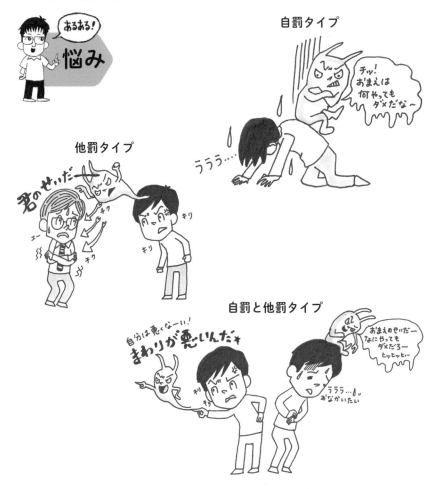

アドバイス

　感情が動きやすいことは、自分でもよく知っておきましょう。自分を責めたり、相手を責めたりしたときは、「自分は考え方が偏っているなぁ」と自分を見つめることです。

自分を別のところから見るような感覚、それがニュートラルな考え方です。この感覚が身に付くと、悩みこむことが減っていきます。

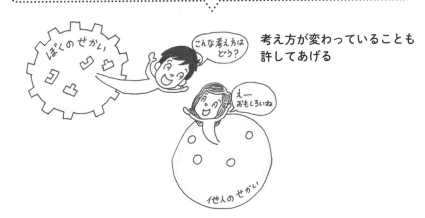

考え方が変わっていることも許してあげる

自分は「○○だ」と肯定的に考える

自分は自分でいいとありのままを見つめる

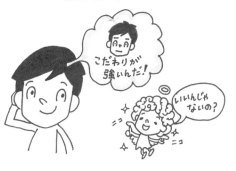

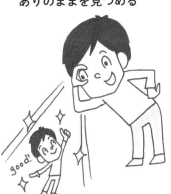

「どうすれば自分のありのままで生きていけるか」を考えるようになり、「自分は自分でいい」と思えるようになりました。それが良いことも悪いことも受け入れるということです。

13 生きやすく生きる

　発達障害の人は、小さい頃から周りと違っていると感じたり、なんだか僕は変と思っていたりします。そもそも生きづらいと感じている人が多いのです。一般の人と多く関わっていくとさらにうまくいかないことが増えていきます。

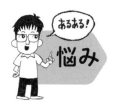

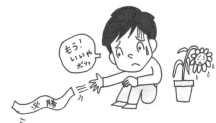

障害があるからもう頑張らないとあきらめる

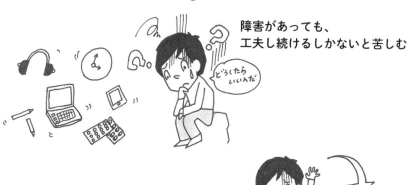

障害があっても、工夫し続けるしかないと苦しむ

悩む、落ち込む、感情が不安定

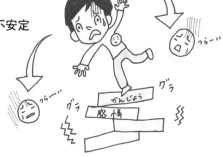

アドバイス

では、どうすれば生きづらさから解放されるのでしょうか？ 残念ながら、生きづらさからは、解放されません。生きづらいからこそ、生きやすく生きるために動きだすのです。

> 障害を受容することは時間が必要です。完全な受容は一生できないでしょう（年齢が上がれば、その年齢ごとの悩みが出てきます）

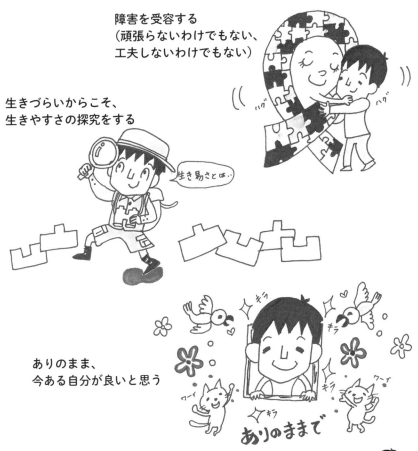

障害を受容する
（頑張らないわけでもない、工夫しないわけでもない）

生きづらいからこそ、
生きやすさの探究をする

ありのまま、
今ある自分が良いと思う

> 生き方は変えられます。それは今この瞬間に「生きやすくなりたい」と願い、動き出すことから始まります。自分の人生ですから、自分で責任を取りながら、思い切って生きればよいのです。

成人期になって親に感謝していること

　私は小さい頃から「生きづらかった」です。多動で落ち着きもなく、人の気持ちなどがあるとも知りませんでした。ただ自分が気持ちいいか、気持ち悪いかの世界で生きていました。自分中心の世界で、ただただ不安で仕方がなかったことだけはよく覚えています。
　そんな私が小学生になったとき、多くの問題が起こりました。

・忘れ物が多い
・物の管理ができない
・片付けられない
・先生の話を聞いていない
・悪口など思ったことを言う
・友だちとケンカが絶えない

　学校で問題が多かったとき、どうにかしたかったのですが、どうにも自分ではできませんでした。毎日、学校から泣いて帰り、つらい日々でした。学校から帰った私は、母親のヒザでたくさん泣きました。つらかったこと、しんどかったことを母親はずっと聞き続けてくれました。心優しく温かく母親が支えてくれたことは覚え

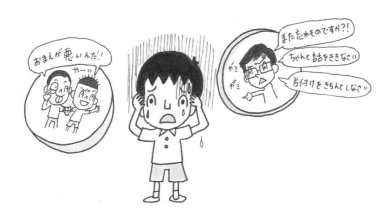

ています。父親は高校のときから、私のしたいことを受け入れてくれ、「お前が決めたことをやったらええ、困ったら家に帰ってこい」と高校での寮生活も許してくれました。大人になっても「まぁぼちぼちせえよ、困ったら言えよ」と話してくれたことは、本当にうれしかったです。認めてくれた父親には本当に感謝しています。

そして30歳の冬に、発達障害の診断とうつ病になったことを両親に打ち明けたとき、母親は話を何時間もずっと聞いてくれました。そして父親は私がこれから歩もうとする背中を押してくれました。自分の親に支えられながら、育ってきたのだなと実感した瞬間でもありました。

このような境遇ではない発達障害の当事者の方がたくさんいることは知っています。これから、発達障害の人と共に生きるときに、自分の母親のような「受け入れる優しさ」と父親のような「行く末を信じて見守ってくれる」存在でありたいと思っています。

両親にはただただ「ありがとう」と感謝を伝えたい。そして僕は当事者を支え続ける存在でありたい。

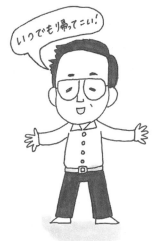

> コラム7

当事者として　障害受容と障害理解

　私が母親から障害を実際に告知されたのは、小学校5年生に入ってからのことでした。小さい頃から、母親はことばの発達が遅い私たち双子の問題行動（壁に頭をぶつけるなどの自傷行為や、こだわりが強い特性など）を相談しに病院に行き、検査を受けさせていました。

　自分自身も、他の子とは違って、癇癪（かんしゃく）がひどく、普段の機嫌がいいときにはなんでもないのですが、想定外な出来事が起こるとすぐパニックになることは自覚していました。そして、そんな自分に対して自己嫌悪を抱き、自傷行為や自殺願望を口にすることがさらに多くなったある日、母は「その苦しみは貴方が悪いんじゃなくて、障害のせいなんだよ」と言ってくれたのです。それから、私は発達障害について詳しく学び、自分には他の人とはかなり違った特性をもっているんだな、とその障害を受容することができました。

　その受容に必要だったのは、やはり母や学校の先生方から、正しい知識を教えてもらえた、ということになります。ただでさえ生きづらさを感じる発達障害ですが、そこにさらに間違った知識や偏見を教え込まれ、「障害者はクズだ」「あなたは手のかかる面倒な子ね」などと言われてみたらどうだったのでしょう。感受性が他の子よりも強い私だったら、間違いなく自分で命を絶っていたに違いありません。

　やはり一番肝心なのは、その子の自己肯定感を育むことです。発達障害の子どもは、勉強ができなくても、ことばがうまく話せなくても、その心は、他の健常者の子どもと何の違いもない、純粋で健気な普通の子です。小さい頃から、失敗を責め続けられていたり、奇異な行動を迫害し続けたり、学校でいじめられたり、そうやって発達障害の子どもは活きる気力を無くしていってしまうのです。

　ここで重要なのは、早めの病院での受診ではありません。子どもの行動の理由や感情の一つひとつに理解をして、受け入れることです。また、小学生になれば、担任の先生が、さまざまな工夫しながら、他の子どもたちに理解を促したり、授業を安心して受けられるよう、その子に会った授業の工夫をしてもらうことが重要となるでしょう。大切なのは、暖かい心で、正面からその子と向き合い、人間として認めることです。

（猫宮シルク　17歳、性別：中性）

あとがき

　「発達障害」ということばがニュースや新聞で多く取り沙汰されており、一般の人でも当てはまることがあって、「私にもそんなことはあるよ」と感想を聞くことがあります。今の社会の中で生きづらさを感じている人が多くいる中で、特に困って途方に暮れている人が発達障害の診断を受けているのではないかと思います。

　発達障害の人が困っていることは、ありふれたものかもしれません。自閉症スペクトラム障害関係の講演でも発達障害と定型発達（一般の人）との間は、虹状になっていて境界線がないという説明を受けることもあります。しかしながら、私がいつも発達障害当事者の講演をするときには、「発達障害特有の世界は必ずあります。一般の人と感じ方、受け取り方、住んでいる世界が違います。だから発達障害の変わった世界を感じてください」と話しています。

　「他の一般の人と困っていることは一緒だよ」と言われて、ひどく傷つく発達障害当事者は多いです。「僕の困っていることは、みんなと一緒なんだ。だから僕の努力が足りないんだ」と苦悩されている人をたくさん見てきました。私自身も発達障害の特性があり、他人との違和感をもっています。それが一般の人と一緒の扱いをされると、「今までの困ったことは、無駄だったのか」と感じてしまいます。発達障害の世界は、一般の人と同じ世界にいるにも関わらず、違う次元で生きているということを一般の人にも保護者の方にも知ってほしいのです。もっと、ありのままの発達障害の人の苦悩に触れてほしいのです。その部分を特別なものとして尊重してほしいと思っています。

　発達障害者の苦悩は、とても美しいものだと私は伝えています。誰よりも自分と向き合い、誰よりも自分自身と対話して、誰よりも今を生きています。その輝かしい苦悩は、やがて自分の生き方を決めていくものだと思っています。パニックになりながら、時には泣いて、時には怒り、そうした中で自分と向き合っているのです。発達障害者の人にも、「その苦悩はとてもよいことだよ」「苦しいけども次に繋がっていくものだよ」と伝えています。私自身、全国の人たちからの相談やカウンセリングを受けますが、「生きやすく生きよう、共に生きよう、決して見放さないから」と伝えています。少しでも共に歩める存在が増えていくことを願っています。

執筆にあたり、多くの関係者の方、支援者の方、学苑社の担当者の方にアドバイスをいただきました。またコラムを執筆いただきました先生方、支援者の方、当事者の方、そしてイラストを描いてくださった高橋稚加江様、本当にありがとうございました。お礼申し上げます。

　　　　　　　　　　　新緑の季節、島根の風の感覚刺激を楽しみながら
　　　　　　　　　　　　　　　　　　　　　　　　　難波寿和

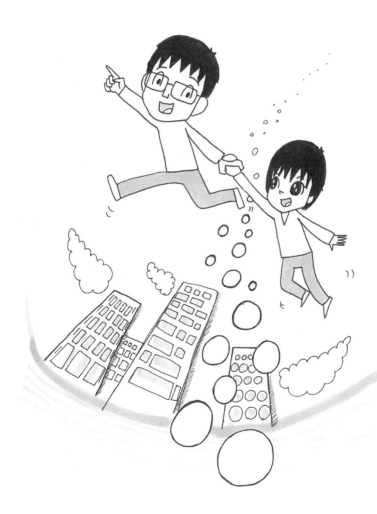

[著者]

難波 寿和（なんば ひさかず）

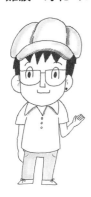

岡山県出身1982年生まれ。兵庫教育大学学校教育研究科障害児教育専攻、修了。臨床発達心理士。これまで発達障害をもつ児童から成人期までの療育やカウンセリングを行なっている。児童発達支援事業所、児童養護施設、情緒障害児短期治療施設、発達障害者支援センターでの仕事に従事していた経験あり。

平成24年に自閉症スペクトラム障害、社交不安障害と診断。その後、注意欠如多動性障害、うつ病の診断を受ける。現在、応用行動分析学（ABA: applied behavior analysis）を専門として、個別および集団療育、家族支援などを発達障害児者支援サービススモステABA（フリーランス）で行なっている。山陰発達障害当事者会スモステの会代表。日本特殊教育学会、日本認知・行動療法学会に所属。

[イラスト]

高橋 稚加江（たかはし ちかえ）

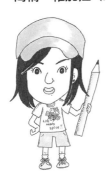

松江市在住。スリランカカレーショップ印度亜、放課後等児童デイサービスキッズスペースゆうあいに勤めるかたわら、フリーのイラストレーターとしても活躍。ポスター、キャラクター作成、ウェルカムボード、記念誌表紙のイラスト、手ぬぐいのデザインなど手掛ける。

装丁　有泉　武己

14歳からの発達障害サバイバルブック
―― 発達障害者＆支援者として伝えたいこと　　　　©2016

2016年8月10日　初版第1刷発行
2023年8月30日　初版第7刷発行

著　者　難波寿和
イラスト　高橋稚加江
発行者　杉本哲也
発行所　株式会社 学苑社
　　　　東京都千代田区富士見2-10-2
　　　　電話(代)　03（3263）3817
　　　　fax.　03（3263）2410
　　　　振替　00100-7-177379
印刷・製本　藤原印刷株式会社

検印省略　　　　　　　　　乱丁落丁はお取り替えいたします。
　　　　　　　　　　　　　定価はカバーに表示してあります。

ISBN978-4-7614-0780-3　C0037

発達障害
14歳からの発達障害サバイバルブック Part 2
自分自身に贈る
ギフト（強み）の見つけ方

難波寿和【著】
たかはしちかえ【イラスト】

A5 判●定価 1980 円

人生を切り抜けるために必要なギフト（強み）の見つけ方について、生きづらさを抱えた当事者へ指南します。イラストが理解を促す。

発達障害
かんたんにできる
発達障害のある子どもの
リラクセーションプログラム

高橋眞琴【編著】
尾関美和・亀井有美・
中村友香・山﨑真義【著】

A5 判●定価 2200 円

ライフスキルトレーニング、動作法、ムーブメント教育、日本でも実践可能な海外のインクルーシブ教育での環境設定などを紹介。

特別支援教育
星と虹色なこどもたち
「自分に合った学び方」
「自分らしい生き方」を見つけよう

星山麻木【著】
相澤るつ子【イラスト】

B5 判●定価 2200 円

さまざまな特性のある、こどもたちの感じ方・考え方を理解し、仲間同士で助け合うための方法を提案。一人ひとりのこどもを尊重するために。

特別支援教育
「子どもの気持ち」と「先生のギモン」から考える
学校で困っている
子どもへの支援と指導

日戸由刈【監修】
安居院みどり・
萬木はるか【編】

B5 判●定価 2200 円

先生のギモンや子どもの気持ちの背景にある発達特性を知り、適切な支援につなげることができれば、先生も子どもも、もっと楽になるはず！

発達障害
学校や家庭でできる！
SST＆運動プログラム
トレーニングブック

綿引清勝・島田博祐【編著】

B5 判●定価 2090 円

「ソーシャルスキルトレーニング」と「アダプテッド・スポーツ」の専門家が提案する学校や家庭で今日からできる 50 の実践プログラム。

いじめ
発達障がいといじめ
発達の多様性に応える予防と介入

小倉正義【編著】

A5 判●定価 2970 円

いじめへの「認識と実態」「予防」、そして「介入」までを解説し、発達障がいのある子どもたちをいじめから守る方法を探る。

税 10％込みの価格です

 学苑社　Tel 03-3263-3817　〒102-0071　東京都千代田区富士見 2-10-2
　　　　　　　　Fax 03-3263-2410　E-mail: info@gakuensha.co.jp　https://www.gakuensha.co.jp/